Wie arbeite ich mit „Fachwörter in der Arztpraxis"?

Die Farbgestaltung der Seiten markiert die einzelnen Kapitel.

Pfeile weisen auf Abbildungen, Tabellen und verwandte Begriffe hin.

Abkürzungen, Fachbegriffe und Definitionen findet man schnell mit Hilfe der Buchstabenleiste am Seitenrand.

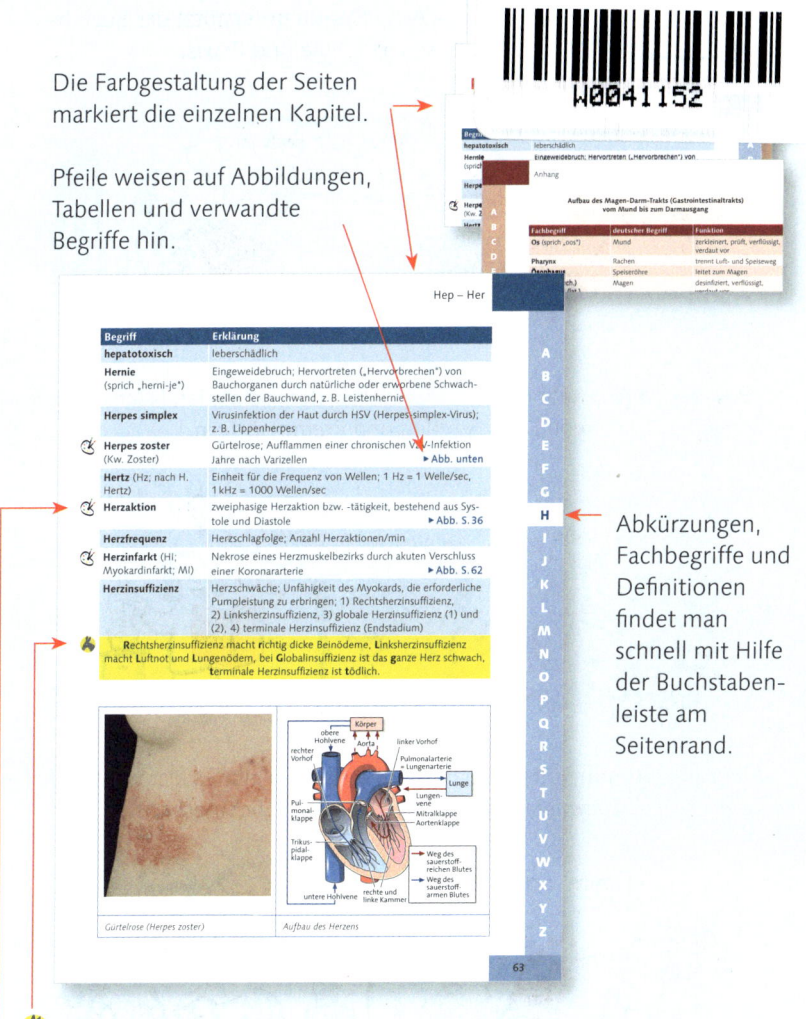

Eselsbrücken helfen beim Merken schwieriger Begriffe.

Abbildungen und Cartoons stellen Sachverhalte anschaulich dar.

Uta Groger

Fachwörter
... in der Arztpraxis

In Zusammenarbeit
mit der Verlagsredaktion

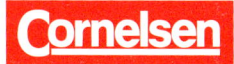

Redaktion: Franz Schaller
Außenredaktion: Silke Telschow-Malz
Bildredaktion: Gertha Maly
Umschlaggestaltung: Ellen Meister
Layout: Checkplot Anker & Röhr, Berlin; sign, Berlin
Technische Umsetzung: sign, Berlin

www.cornelsen.de

1. Auflage, 1. Druck 2009

Alle Drucke dieser Auflage sind inhaltlich unverändert und
können im Unterricht nebeneinander verwendet werden.

Druck und Bindung: Kösel, Krugzell
Ausstattung patentrechtlich geschützt. Kösel FD 351, Patent-Nr. 0748702

ISBN 978-3-06-450028-0

 Inhalt gedruckt auf säurefreiem Papier aus nachhaltiger Forstwirtschaft.

Inhalt

Vorwort

Dr. med. Uta Groger, Fachärztin für Allgemeinmedizin, praktisch tätig in einem MVZ, Dozentin im Bereich MFA am Rudolf-Rempel-Berufskolleg Bielefeld

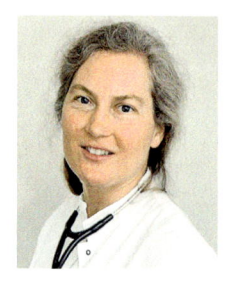

Liebe Leserin, lieber Leser,

was waren noch mal Glykogen und Glukagon, und wo kommen bei „Diphtherie" die Hs hin? Welche Einheit hat der Hämatokrit und ist ALAT oder ASAT die alte GOT? Das vorliegende Buch ist bewusst knapp gehalten, damit Sie sofort finden, wonach Sie suchen – ob beim Lernen, Arbeiten, Schreiben und Korrigieren von Arztbriefen oder im Prüfungstraining. Sie können rasch einen Begriff nachsehen oder den Lernstoff themenweise durchgehen und behalten.

Damit schließen die „Fachwörter" die Lücke zwischen Lehrbuch und Lexikon. Übersichten und Abbildungen erleichtern das Lernen und Behalten kniffliger Begriffe und Zusammenhänge.

Eselsbrücken helfen, Kompliziertes leicht und lustig ins Gedächtnis zu „schmuggeln".

Wie die Medizin selbst, entwickelt sich auch die Fachsprache ständig weiter. Die neue Rechtschreibung verzichtet zunehmend auf das aus dem Altgriechischen stammende PH; aus Sonographie wird daher Sonografie, aus Photometrie Fotometrie. Auch das lateinische C wird immer häufiger zu K eingedeutscht; ein Ulcus wird so zum Ulkus, Nicotin zu Nikotin. Dieser Entwicklung trägt das vorliegende Buch Rechnung, indem es die jeweils aktuellste Form bietet. Oftmals sind auch verschiedene Schreibweisen nebeneinander üblich und richtig, wie bei Caecum und Zökum. Hier finden Sie Verweise zur aktuellen Form. Abkürzungen entstammen z. T. Fremdsprachen oder älteren Schreibweisen. Dies erzeugt kleine Abweichungen bei ihrer direkten Übertragung, z. B. die Abkürzung CK für Kreatinkinase.

Aber blättern und sehen Sie selbst!

Viel Freude und Erfolg mit dem vorliegenden Fachwörterbuch wünscht Ihnen Ihre

Dr. med. Uta Groger

Bielefeld, im August 2009

Allgemeine Abkürzungen

Hinweis: Medizinische Abkürzungen finden Sie im Stichwortteil alphabetisch eingeordnet.

Abkürzung	Erklärung	Abkürzung	Erklärung
Abb.	Abbildung	min	Minute(n)
Adj.	Adjektiv; Eigenschaftswort	Mio.	Million(en)
		Mz.	Mehrzahl
anat.	anatomischer Fachbegriff	pathol.	pathologisch
bds.	beidseits	physiol.	physiologisch
bzgl.	bezüglich	re.	rechts
bzw.	beziehungsweise	S.	Seite
ca.	circa; ungefähr	s (sec)	Sekunde(n)
chem.	chemisch	sog.	so genannte
chron.	chronisch	Subst.	Substantiv; Hauptwort
d. h.	das heißt	syn.	synonym; gleichbedeutend
engl.	englisch		
evtl.	eventuell	Tab.	Tabelle
Ez.	Einzahl	Ther.	Therapie
franz.	französisch	Tsd.	Tausend
ggf.	gegebenenfalls	typ.	typisch
Ggs.	Gegensatz	ugs.	umgangssprachlich
griech.	altgriechisch	Urs.	Ursache
h (lat. hora)	Stunde	v. a.	vor allem
ital.	italienisch	vgl.	vergleiche
Kw.	Kurzwort, Kurzwörter	wörtl.	wörtlich
l	Liter	z. B.	zum Beispiel
lat.	lateinisch	z. T.	zum Teil
li.	links	►	siehe unter
med.	medizinisch		

Vorsilben und Endungen in der medizinischen Fachsprache

Wortteil	Bedeutung	Beispiele
a-; an-	fehlend; un-; ent-	asozial; Anämie
ab-	weg-; ab-	Abrasio; Ablatio; abnorm
-ämie; -hämie	Blut-	Anämie; Leukämie
ana-	auf; aufwärts	Anabolika; Anatomie
anti-	gegen	Antiepileptikum; Antikörper
-alg-; -algie	Schmerz	Neuralgie; Analgetikum
arthr(o)-	Gelenk-	Arthritis; Arthrose
aut(o)-	selbst	Autoimmunkrankheit
bi-	zwei, doppelt	bisexuell; bilateral
bio-	Lebens-	Biologie; Bioprothese
chol(e)-	Gallen-	Cholelithiasis; Cholezystitis
derm-; derma(to)-	Haut-	Dermatologe; Epidermis; transdermal
dia-	durch, hindurch	Diarrhö
dys-	Miss-, Fehl-	Hüftdysplasie; Dysphonie
-ektomie	chirurgische Entnahme	Hysterektomie; Gastrektomie
embryo-	das ungeborene Kind bis zur 12. SSW betreffend	Embryopathie; Embryologie; embryotoxisch
endo-	innen, hinein	Endoskopie; Endothel
enter(o)-	Darm-	Enteritis; Enterostoma
enzephal(o)-	Gehirn	Enzephalitis
epi-	auf	Epikard; Epidermis
ex-	aus, hinaus	Expectorans; Exitus
extra-	außerhalb	extrauterin; extrakorporal
fet(o)-	das ungeborene Kind nach der 12. SSW betreffend	Fetus; Fetogenese; Fetopathie; fetal
fibr(o)-	Faser-, Bindegewebs-	Leberfibrose; Lungenfibrose
foto- (photo-)	Licht-	Fotometer; fototoxisch
gastr(o)-	Magen-	Gastroskopie; Gastritis
-gen	gebildet; verursacht (durch); verursachend	iatrogen; Kanzerogen
-grafie; -gramm	Schrift, Bild(erstellung)	Echokardiografie
häm-; hämato-	Blut-	Hämatologe; Hämatom

Wortteil	Bedeutung	Beispiele
hemi-	halb	Hemiparese; Hemiplegie
hepat(o)-	Leber-	Hepatitis; hepatotoxisch
hyper-	über, mehr	Hypertonie; Hyperopie
hyp(o)-	unter, zu wenig	Hypotonie; Hyponatriämie
-iater; -iatrie	Arzt; Heilkunde	Pädiater; Pädiatrie; iatrogen
intr(a)-; intr(o)-	innerhalb, hinein	intramuskulär; intrauterin
-itis	Entzündung	Rhinitis; Dermatitis
kard(io)-	das Herz betreffend, Herz-	Elektrokardiogramm
kontra- (contra-)	gegen	Kontraindikation
kryo-	Kälte	Kryotherapie
laparo-	Bauch-	Laparoskopie; Laparotomie
lipo-; lipi-	Fett-	Hyperlipidämie; Lipom
lith(o)-	Stein-	Nephrolithiasis; Lithotripsie
-logie	-lehre	Pathologie; Biologie
lumb(o)-	Lenden-	Lumboischialgie; lumbal
makro-	groß	Makrometerschraube
-meter	Messgerät	Fotometer; Thermometer
-metrie	Messung	Phonometrie; Audiometrie
mikro-	klein	Mikroskop; Mikrophage
muko-	Schleim-	Mukolytikum
multi-	vielfach	Multiorganversagen
myko-	Pilz-	Mykose; Antimykotikum
myo-	Muskel-	Myokard; Myom; Myosin
nephr(o)-	Nieren-	Nephritis; Nephropathie
neur(o)-	Nerven-	Neurologe; neuropathisch
norm(o)-	normal	Normoglykämie
olig(o)-	wenig, vermindert	Oligurie; Oligospermie
-om	Geschwulst	Lipom; Chondrom; Sarkom
onko-	Krebs-	Onkologie; onkogen
ophthalmo-	Augen-	Ophthalmoskop
-ose	Krankheit	Psychose; Neurose
ost(eo)-	Knochen-	Osteoporose; Periost
ot(o)-	Ohr-	Otoskop; Otalgie; ototoxisch
päd-	Kinder-	Pädiater; Pädagogik

Wortteil	Bedeutung	Beispiele
path(o)-; -pathie	Leiden, Krankheit (betreffend)	Pathologe; Neuropathie
-penie	Mangel	Leukopenie; Thrombopenie
peri-	um…herum	Perikard; Periost; perinatal
phon(o)-	Schall-	Aphonie; Phonometrie
physi(o)-	natürlich; gesund	physiologisch; Physik
-plasie	Bildung	Dysplasie; Hyperplasie
pneum(o)-; pulmo-	Lungen-	Pneumologe; Pneumonie; Pulmologe; Pulmonalklappe
-pnoe (sprich „pnö")	die Atmung betreffend	Apnoe; Dyspnoe; Tachypnoe
poly-	viel, vermehrt	Polyurie; Polydipsie
post-	nach	postoperativ; postpartal
prä-	vor	Prävention; präoperativ
psych(o)-	Seelen-	Psychiater; Psychologe
radio-	Strahlen-	Radiologe
re-	wieder, erneut	Reanimation; Regeneration
retro-	zurück	Retroversion; retrograd
rhin(o)-	Nasen-	Rhinitis; Rhinoplastik
semi-	halb	semiquantitativ; semimaligne
-skop	Betrachtungsgerät	Gastroskop; Otoskop
-skopie	Betrachtung	Gastroskopie; Arthroskopie
-statisch	(die Vermehrung) hemmend	virustatisch; Zytostatikum
super-; supra-	über, oberhalb, zusätzlich	Superinfektion; supraorbital
tachy-	schnell, beschleunigt	Tachykardie, Tachometer
therm(o)-	Wärme-	Thermometer; Thermalbad
thyr(e)o-	Schilddrüsen-	Thyroxin; Thyreostatikum
-tomie	-schnitt, Aufschneiden	Anatomie; Laparotomie
-toxisch	giftig (für)	nephrotoxisch; Toxin
tri-	drei	Trigeminus; Trisomie
ultra-	mehr als, oberhalb	Ultraschall; ultraviolett
-urie	den Harn betreffend	Polyurie; Nykturie; Anurie
-zid	abtötend	bakterizid; fungizid; viruzid
zyst(o)-	Blasen-	Zystoskopie; Zystitis; Zyste
zyt(o)-	Zell-	Zytostatikum; Leukozyt

Begriff	Erklärung
12-Kanal-EKG	Standard-▶ EKG mit 12 Ableitungen
A.	1) ▶ Arterie, 2) ▶ Angina
A. carotis	Halsarterie; bds. seitlich am Hals tastbar
ADHS (**A**ufmerksamkeits**d**efizit-(**H**yperaktivitäts-) **S**yndrom)	Konzentrations- und Teilleistungsschwäche v. a. durch Hirnstoffwechselstörung; ugs. „Zappelphilipp"
A. femoralis	Beinarterie; bds. in der Leiste tastbar
A. pectoris	▶ Angina pectoris
A. radialis	Speichenarterie; Pulsader am Handgelenk
A. tonsillaris	▶ Angina tonsillaris
ABCDE-Regel	Schema zur Nävusbeurteilung ▶ Abb. S. 10
Abduktion	Abspreizen einer Extremität vom Rumpf
AB0-System (sprich „AB-Null")	wichtigstes Blutgruppensystem (nach Landsteiner) ▶ Abb. S. 26
Abdomen	Bauch; Bauchraum; anat. Raum zwischen Brustraum (Thorax) und Becken (Pelvis)
abdominal (abdominalis)	im Bauchraum; zum Bauchraum gehörig
Ablatio mammae	chir. Entfernung der weiblichen Brustdrüse
Abort	Fehlgeburt; Schwangerschaftsende, bevor die Leibesfrucht extrauterin lebensfähig ist
Abrasio (Kürettage)	Ausschabung; Entfernung der obersten Endometriumschicht mittels ▶ Kürette
Abruptio (Interruptio)	Schwangerschaftsabbruch; ugs. Abtreibung
Abusus	Missbrauch; schädlicher Gebrauch
ACVB (**a**orto-**k**oronarer **Ve**nen-**B**ypass; Bypass)	künstliche Überbrückung eines verengten Herzkranzgefäßes mittels Venentransplantat ▶ Abb. S. 27
Achillessehnenreflex (ASR)	Reflex durch Beklopfen der Achillessehne oberhalb der Ferse; vgl. ▶ Muskeleigenreflexe
Adapter	Anschlussteil; z. B. zwischen Kanüle und Blutprobenröhrchen
Adduktion	Heranziehen (einer Extremität an den Rumpf) ▶ Abb. S. 10
	Bei der **Sup**ination formt die Hand einen **Suppen**löffel. Bei der **Pro**nation schneidet die Hand **Brot**.
Adduktoren (lat. = Heranzieher)	Oberschenkelmuskeln, die der Beinadduktion dienen ▶ Abb. S. 94

A B C D E F G H I J K L M N O P Q R S T U V W X Y Z

ABCDE-Regel: malignitätsverdächtige Symptome bei Pigmentnävi		
A **A**symmetrie	**B** unregelmäßige **B**egrenzung	**C** **C**olor = unregelmäßige Farbe
D **D**urchmesser > 5 mm = Bleistiftdicke	**E** **E**rhabenheit **E**rweiterung	**S** **S**ymptome • Bluten • Juckreiz

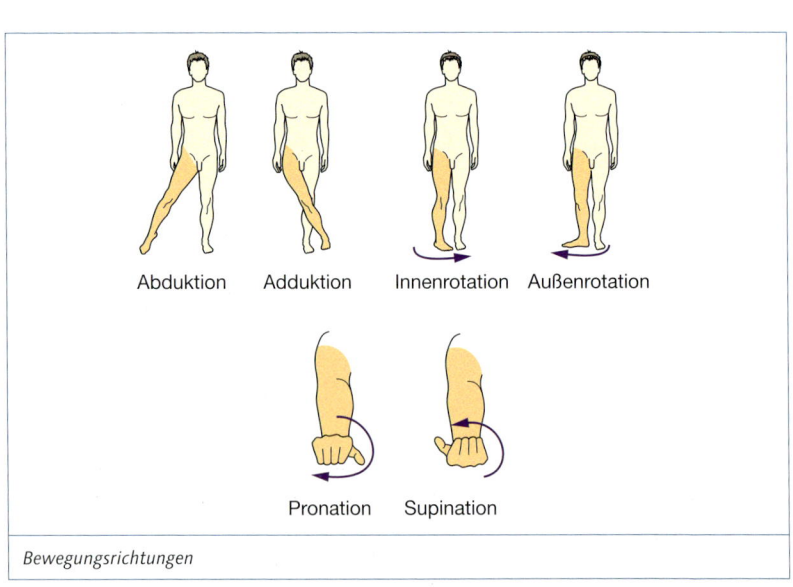

Abduktion   Adduktion   Innenrotation   Außenrotation

Pronation   Supination

Bewegungsrichtungen

Begriff	Erklärung
Adenoide (Mz.)	Rachenmandelwucherung; fälschlich „Polypen" genannt
Adenom	gutartige Drüsenwucherung
Adenom-Karzinom-Sequenz	Darmkrebsentstehung aus Adenomen
ADH	▶ antidiuretisches Hormon
ADH-Mangel (Diabetes insipidus)	Mangel an **anti**diuretischem **H**ormon; durch die mangelnde Harnkonzentration kommt es zu Polyurie mit hohem Wasserverlust
Adipositas	Fettsucht; ▶ Body-Mass-Index $\geq$ 30 kg/m²
Adnexe (Mz.)	Gebärmutter-Anhangsgebilde: Tuben, Ovarien ▶ Abb. S. 57
Adnexitis	Entzündung der Adnexe
Ag	▶ **A**nti**g**en
Agar-Agar (Kw. Agar)	Algenprodukt, das mikrobiologische Nährmedien andickt; Kw. für Nährboden
Agonist, der (Mz. Agonisten; Synergist)	gleichsinnig arbeitender Muskel; z.B. der mit anderen zusammen den Rumpf beugt; Ggs. Antagonist
AHB	▶ Anschlussheilbehandlung
Aids (AIDS; acquired immune (immuno) deficiency syndrome)	erworbenes Immunschwächesyndrom; zunehmende Abwehrschwäche durch Infektion mit dem HI-Virus (HIV)
Aircast-Schiene	leichte orthopädische Stützbandage
Aktin	Muskeleiweiß, das zusammen mit Myosin die Muskelkontraktion ermöglicht
aktinisch	durch schädliche Strahlen verursacht
aktinische Keratose	Strahlenschaden der Haut mit verstärkter Verhornung (Keratose); ▶ Präkanzerose; wird unbehandelt zu Hautkrebs, dem ▶ Spinaliom
Aktivimpfung (aktive Impfung; Aktivimmunisierung)	Impfung, die das Immunsystem selbst (aktiv) Antikörper und B-Gedächtniszellen bilden lässt; führt zu Langzeitschutz
akut	stark, plötzlich, heftig; Ggs. chronisch

A
B
C
D
E
F
G
H
I
J
K
L
M
N
O
P
Q
R
S
T
U
V
W
X
Y
Z

Begriff	Erklärung
akutes Abdomen	lebensbedrohliches Krankheitsbild bei schwerer Erkrankung eines Bauchorgans
alkalisch (basisch)	mit hohem pH-Wert (pH >7); Ggs. sauer
alkalische Phosphatase (AP)	Enzym in Knochen, Darm und Leber ▶ Tab. S.153
Allergen, das (Adj. allergen)	allergieauslösender Stoff; vgl. ▶ Antigen
Allergie (Adj. allergisch)	krankhafte Überempfindlichkeit gegen körperfremde Stoffe
Allergologie	Allergieheilkunde
ALS (**A**dvanced **L**ife **S**upport)	erweiterte Maßnahmen der ▶ Reanimation (medikamentös und ggf. apparativ)
Altinsulin	schnell wirksames ▶ Insulin; Normalinsulin
Alveole, die (Mz. Alveolen)	1) Lungenbläschen, 2) Zahnfach im Kieferknochen ▶ Abb. unten

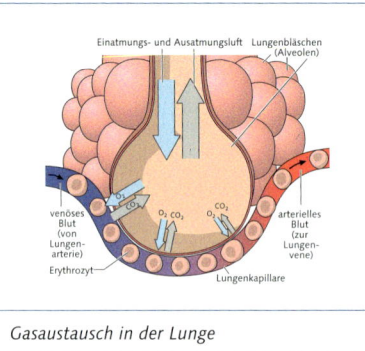

Gasaustausch in der Lunge

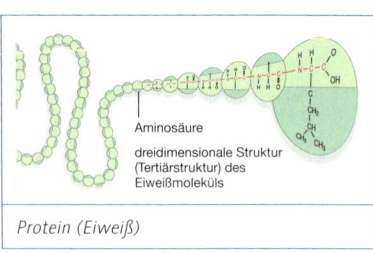

Protein (Eiweiß)

Alzheimer, M. (Demenz vom Alzheimer-Typ; nach Alois Alzheimer)	Form der ▶ Demenz, die bei 50% der Demenzkranken auftritt (typisch: spezielle Ablagerungen im Gehirngewebe)
ambulant	ohne Klinikaufenthalt bzw. -übernachtung; Ggs. stationär
Amenorrhö (Amenorrhoe)	Ausbleiben der Menstruation; 1) primär: fehlendes Eintreten der Menstruation, 2) sekundär: Ausbleiben nach der Menarche
Aminosäure (AS)	kleinster Eiweißbaustein ▶ Abb. oben
Amniozentese, die	Fruchtwasseruntersuchung

Begriff	Erklärung
Amöbe, die	einzelliger Parasit; ▶ Protozoen
Ampulle	1) Glasfläschchen mit flüssigem Medikament, ▶ Abb. S. 19
	2) weitester Rektumteil ▶ Abb. S. 31
Amputation	chirurgisches Absetzen; operative (Teil-)Entfernung eines Körperteils
Amylase	Stärke spaltendes Enzym ▶ Tab. S. 151
Amylose	Stärke; Polysaccharid aus Glukose
anal	den Anus (After) betreffend
Analgetikum	Schmerzmittel
Analkanal	kurzer Enddarmabschnitt; Übergang vom Anus zum Rektum
Anämie	Blutarmut; Mangel an roten Blutkörperchen und/oder Blutfarbstoff (Hb und/oder Erys und/oder Hkt ↓) ▶ Tab. S. 153
Anästhesie	▶ Narkose; Betäubung
Anästhesist	Narkosearzt; Facharzt für Anästhesiologie
Anamnese	Krankengeschichte; z. B. frühere Erkrankungen, Anfälligkeiten, Allergien
anaphylaktischer (allergischer) Schock	schwerste Form der allergischen Reaktion mit rascher Schockentwicklung
Anaphylaxie (anaphylaktische Reaktion)	schwere allergische Reaktion mit Gefahr des Schocks
Anatomie	Lehre vom Aufbau des Körpers
anatomisch	den Aufbau des Körpers betreffend ▶ Abb. S. 14
Androgen	männliches Sexualhormon, z. B. Testosteron
Andrologie (Adj. andrologisch)	Männerheilkunde; Ergänzung der Urologie; befasst sich u.a. mit männlicher Sexualität und Fruchtbarkeit
Aneurysma, das (Mz. Aneurysmen)	Aussackung der Wand einer Arterie oder des Herzens
Aneurysmaruptur, die	Riss bzw. Platzen eines Aneurysmas
Angina (lat. angina = Enge)	Kw. für 1) Angina tonsillaris, 2) Angina pectoris
Angina tonsillaris (lat. = Mandelenge; Tonsillitis)	Mandelentzündung; oft durch Streptokokken hervorgerufen; mit Exanthem: Scharlach ▶ Abb. S. 124
Angina pectoris (lat. = Brustenge)	Brustschmerzen bzw. -engegefühl bei ▶ koronarer Herzkrankheit
Anomalie	(ggf. krankhafte) Abweichung vom Normalen

A
B
C
D
E
F
G
H
I
J
K
L
M
N
O
P
Q
R
S
T
U
V
W
X
Y
Z

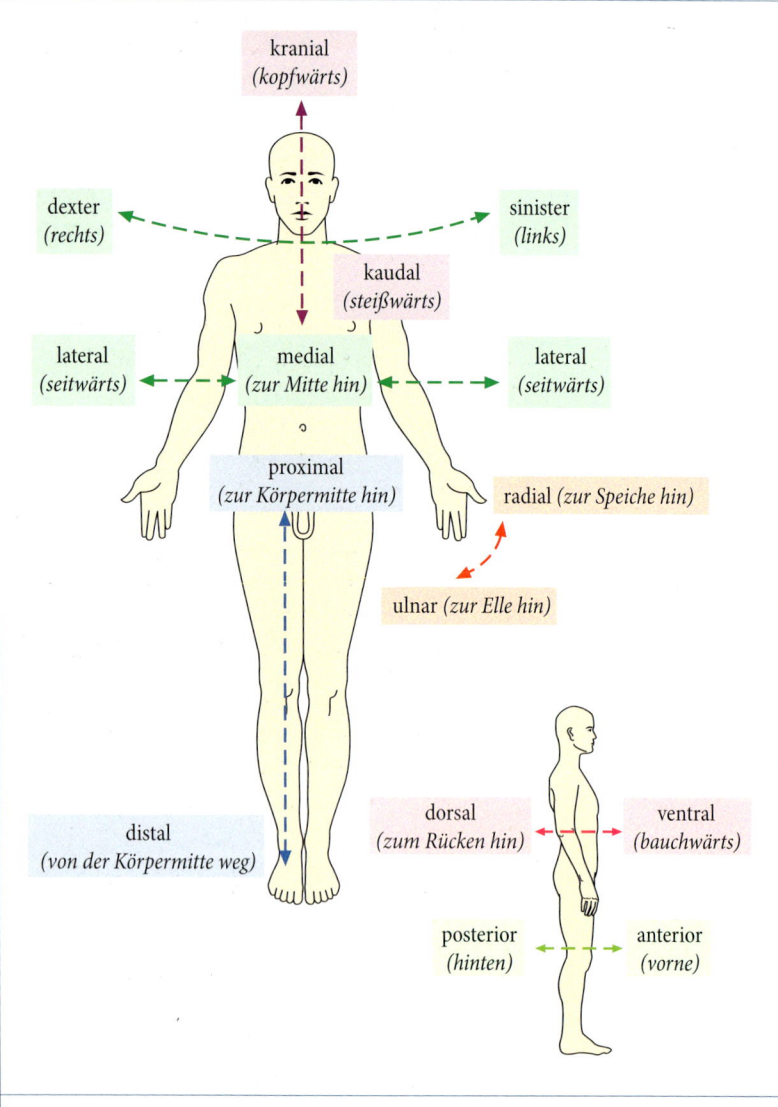

Lage- und Richtungsbezeichnungen
(Hinweis: Rechts und links werden immer **vom Patienten aus** gesehen.)

Begriff	Erklärung
Anorexie (Anorexia nervosa)	Magersucht; psychosomatische Krankheit mit starkem Gewichtsverlust
Anschlussheil-behandlung (AHB)	stationäre Rehabilitationsmaßnahme im Anschluss an stationäre Akutbehandlung
Antazidum (Antacidum)	Magensäure bindendes Arzneimittel
Antagonist, der (Mz. Antagonisten)	Gegenspieler der Muskulatur, z. B. Beuger und Strecker am Oberarm; Ggs. ▶ Agonist
anterior	vorn(e), der vordere ▶ Abb. S. 14
Anti-A, Anti-B	Antikörper gegen AB0-Blutgruppenantigene ▶ Abb. S. 26
Antiallergikum	Arzneimittel zur Therapie allergischer Beschwerden; vgl. ▶ Antihistaminikum
Antiandrogen	Arzneimittel, das Androgenen entgegenwirkt
Antiarrhythmikum	Arzneimittel gegen Herzrhythmusstörungen
Antibiogramm (Resistogramm)	Test auf Antibiotikaempfindlichkeit von Bakterien ▶ Abb. S. 118
Antibiotikaresistenz	Unempfindlichkeit von Bakterien gegen Antibiotika
Antibiotikum, das (Mz. Antibiotika)	Arzneimittel gegen bakterielle Infektionen; schädigt oder tötet Bakterien im menschlichen Körper
Anti-D	Antikörper gegen das Erythrozyten-Antigen D, d. h. gegen das Rhesus-Antigen
Antidiabetikum	Arzneimittel zur Diabetes-mellitus-Therapie; 1) orale Antidiabetika (nur für Typ 2), 2) Insulin (für Typ 1 und ggf. Typ 2)
Antidiarrhoikum	Arzneimittel gegen Diarrhö (Durchfall)
antidiuretisches Hormon (ADH)	Hormon der Hirnanhangdrüse, sog. Wassersparhormon: steuert Wasserrückgewinnung in der Niere; vgl. ▶ ADH-Mangel
Antidot	Gegengift; Medikament, das die Wirkung eines Giftes oder Medikaments aufhebt
Anti-D-Prophylaxe	Injektion von Anti-D aus Spenderblut in bzw. nach Schwangerschaft; verhindert die Bildung mütterlicher Antikörper gegen Antigen D; vgl. ▶ Rhesus-Unverträglichkeit
Antiemetikum	Arzneimittel gegen Übelkeit und Erbrechen
Antiepileptikum (Antikonvulsivum)	Arzneimittel gegen Anfallsleiden; ▶ Epilepsie
Antigen	Fremdstoff, der das Immunsystem zu einer Reaktion veranlasst; vgl. ▶ Allergen

Antig**en** (**Ag**): **A**chtung **g**efährlich (infektiös); **Anti**k**örper** (**Ak**): **a**lles **k**lar (Schutzstoff)

A
B
C
D
E
F
G
H
I
J
K
L
M
N
O
P
Q
R
S
T
U
V
W
X
Y
Z

Begriff	Erklärung
Anti-HBs (**Anti**körper gegen **H**epatitis-**B**-Virus-Oberflächenantigen; **s**urface engl. = Oberfläche)	Antikörper, deren Nachweis Immunität gegen HBV beweist
Antihistaminikum	Arzneimittel zur symptomatischen Therapie allergischer Erkrankungen, z. B. Cetirizin
Antihypertensivum (Antihypertonikum)	Arzneimittel zur Behandlung des Bluthochdrucks; Blutdrucksenker
Antihypotonikum	Arzneimittel gegen Niedrigblutdruck
Antikoagulans, das (Mz. Antikoagulanzien; Antikoagulantien)	gerinnungshemmender Stoff; 1) Arzneimittel zur Verlangsamung der Blutgerinnung im Körper (ASS, Clopidogrel, Marcumar®), 2) Zusatz in Blutprobenröhrchen (Citrat, EDTA)
Antikonvulsivum	▸ Antiepileptikum
antimikrobiell	gegen Mikroorganismen wirksam
Antimykotikum	Arzneimittel gegen Pilzerkrankungen
Antiöstrogen	Arzneimittel, das die Östrogenwirkung blockiert; Indikation: Mammakarzinom
Antioxidans (Mz. Antioxidanzien)	Stoffe, die Oxidation, d. h. „Ranzigwerden" und Alterung, entgegenwirken; z. B. Vitamine
Antiphlogistikum	Arzneimittel gegen Entzündung und Schmerz, z. B. Diclofenac, Ibuprofen, ASS; vgl. ▸ Antirheumatikum, Analgetikum
Antipyretikum	Arzneimittel gegen Fieber
Antirheumatikum	Arzneimittel gegen Entzündung und Schmerz; Gabe v. a. bei rheumatischen bzw. Autoimmunkrankheiten; Untergruppen: 1) NSAR, z. B. ASS, Diclofenac, Ibuprofen, 2) steroidale A. (Kortison), 3) Biologicals und andere DMARD
Antisepsis	Maßnahmen zur Abtötung, Entfernung oder Wachstumshemmung pathogener Keime durch Desinfektion; vgl. ▸ Asepsis

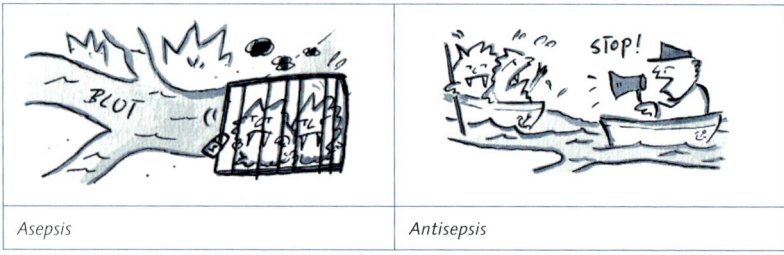

Asepsis	*Antisepsis*

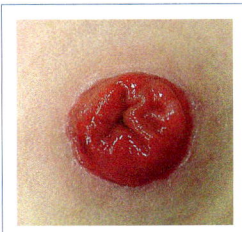

Anus praeter
Das Stoma ist gut durchblutet, die
stomaumgebende Haut reizlos.

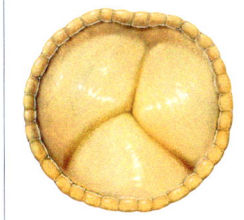

Bioprothese
(in einen Ring eingenähte Aorten-
klappe)

Begriff	Erklärung
Antitoxin	Gegengift; Notfall-Arzneimittel, das Antikörper, z. B. gegen Schlangengift oder Diphtherietoxin, enthält; vgl. ▶ Antidot
Antitussivum	Arzneimittel gegen Husten; 1) Hustenstiller, z. B. Codein, 2) Mukolytikum (Schleimlöser), z. B. Ambroxol, ACC®
Antrum, das	Magenhöhle; Magenteil vor dem Pylorus ▶ Abb. S. 54
Antrumgastritis	Magenschleimhautentzündung im Antrum
Anurie	fehlende Harnausscheidung (< 100 ml/24 h); komplette Anurie: keine Harnausscheidung
Anus	After; Darmausgang ▶ Abb. S. 57
Anus praeter (Stoma)	künstlicher Darmausgang ▶ Abb. oben
Aorta	Hauptschlagader ▶ Abb. S. 67
Aortenaneurysma	sackförmige Erweiterung der Aorta
Aortenklappe	Taschenklappe in der Aorta ▶ Abb. oben
Aortenstenose	Verengung der Aortenklappe
a.-p. (**a**nterior-**p**osterior)	beim Röntgen: Strahlenrichtung von vorn nach hinten; Ggs. p.-a. bzw. seitlich ▶ Abb. S. 14
aP (**a**zellulärer **P**ertussisimpfstoff)	zellfreier Impfstoff gegen Pertussis (Keuchhusten)
AP	▶ **a**lkalische **P**hosphatase ▶ Tab. S. 153
apathogen	nicht krank machend; Ggs. pathogen ▶ Abb. S. 18
Apnoe	fehlende Atmung; Erstickung(sanfall), Atempause, vgl. ▶ Schlafapnoesyndrom
Apoplex (Stroke; Insult)	▶ Schlaganfall; Gehirnschlag ▶ Abb. S. 123
Appendektomie	chirurgische Entnahme der Appendix

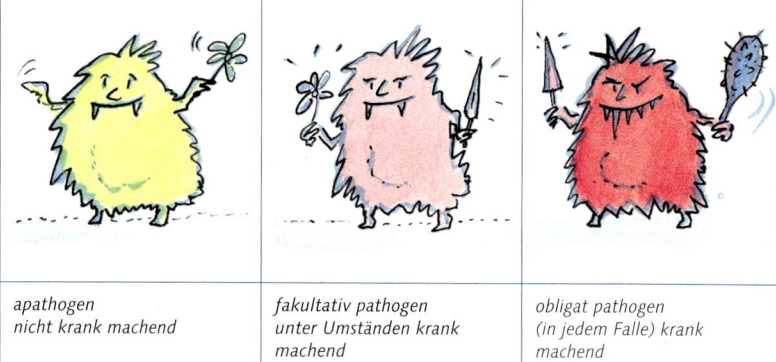

apathogen nicht krank machend	fakultativ pathogen unter Umständen krank machend	obligat pathogen (in jedem Falle) krank machend

Begriff	Erklärung
Appendix vermiformis, die (Appendix)	Wurmfortsatz am Zäkum; fälschlich „Blinddarm" genannt
Appendizitis	Wurmfortsatzentzündung; fälschlich „Blinddarmentzündung" genannt

Blinddarm — entzündeter Wurmfortsatz = Appendix vermiformis

Applikation, die	Arzneimittelgabe; Verabfolgen, Eingeben, Darreichen eines Arzneimittels
Applikationsform	Arzneimittel-Darreichungsform; z. B. Tablette
applizieren	1) auftragen (Creme, Salbe), 2) ein Arzneimittel darreichen
Aqua ad iniectabilia (lat. = Wasser für Injektionszwecke)	salzfreies, gereinigtes Wasser zur Herstellung einer Injektionslösung aus Arzneimittelpulver; vgl. ▸ NaCl 0,9 % ▸ Abb. S. 19
Arrhythmie	Herzrhythmusstörung; unregelmäßige Herzschlagfolge
Arterie, die (A., Mz. Aa.)	Schlagader, Pulsader; Blutgefäß, das Blut vom Herzen weg führt ▸ Abb. S. 67
arteriell	1) bzgl. Blutgefäß: vom Herzen wegführend, 2) Bluteigenschaft: sauerstoffreich
arterielle Hypertonie (arterieller Hypertonus)	Bluthochdruck (Ruhe-RR ≥ 140/90 mmHg beim Erwachsenen); ▸ Hypertonie ▸ Tab. S. 149

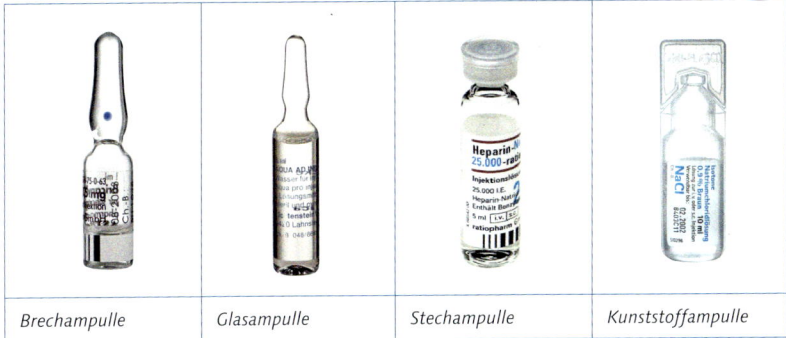

| Brechampulle | Glasampulle | Stechampulle | Kunststoffampulle |

Begriff	Erklärung
Arterienlumen	Lichtung, d. h. Innenraum von Arterien
Arteriole (lat. = kleine Arterie)	Widerstandsgefäß zwischen Arterie und Kapillaren; regelt Bluteinstrom in die Kapillaren; vgl. ▶ Venole ▶ Abb. S. 67
Arteriosklerose (Atherosklerose)	Arterienverengung durch cholesterinhaltige Wandablagerungen; kann u. a. zu PAVK, Herzinfarkt, Demenz, Schlaganfall führen ▶ Abb. unten
Arthralgie	Gelenkschmerz
Arthritis	Gelenkentzündung
Arthritis, reaktive	Arthritis 1–4 Wochen nach Infektionskrankheit; z. B. nach Yersiniose
Arthrodese	Gelenkversteifung; lindernde chir. Therapiemaßnahme bei schwerstem Arthroseschmerz

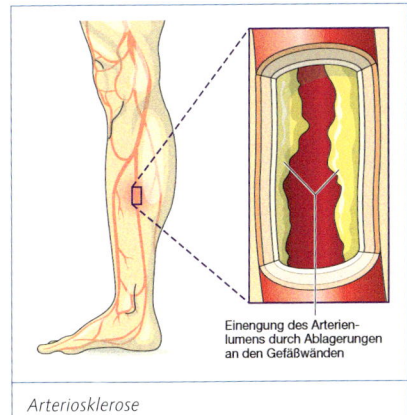

Einengung des Arterienlumens durch Ablagerungen an den Gefäßwänden

Arteriosklerose

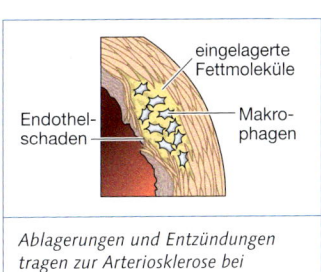

eingelagerte Fettmoleküle

Endothelschaden

Makrophagen

Ablagerungen und Entzündungen tragen zur Arteriosklerose bei

Begriff	Erklärung
Arthrose	degenerativer Gelenkab- bzw. -umbau mit Schmerzen, Bewegungseinschränkung und ggf. Entzündung; ugs. Gelenkverschleiß
Arthroskop	Endoskop zur Gelenkspiegelung
Arthroskopie	Gelenkspiegelung
Arzneimittelexanthem	durch Arzneimittel ausgelöster Hautausschlag
AS	▶ **A**mino**s**äure(n)
Asepsis	Prinzip der Keimfreiheit: Maßnahmen zur Abtötung oder Entfernung aller Mikroorganismen durch Sterilisation; Ggs. Sepsis; vgl. ▶ Antisepsis ▶ Abb. S. 16
Aspiration, die (Verb **aspirieren**)	1) Ansaugen mit einer Injektionsspritze, 2) Einsaugen von Fremdstoffen in die unteren Atemwege beim Einatmen
Aspirationspneumonie	Lungenentzündung durch Einatmen von Fremdstoffen (z. B. Nahrung, Magensaft)
ASR	▶ Achillessehnenreflex
ästhetische Chirurgie (Ästhetik = Schönheitslehre)	Chirurgie, die das Aussehen verbessert; 1) Schönheits-, 2) plastische bzw. Wiederherstellungschirurgie nach Tumor bzw. Unfall
Asthma bronchiale (Bronchialasthma; Kw. Asthma)	entzündliche Atemwegserkrankung mit zeitweise auftretender reversibler Atemwegsverengung durch bronchialen Muskelkrampf, Schleim und Schleimhautschwellung; Ursachen: 1) allergisch, 2) nicht allergisch (z. B. Kälte, Anstrengung, Stress), 3) gemischt: 1) und 2)
Asthma cardiale (Herzasthma)	veraltet für (ggf. anfallsartige) Luftnot durch Linksherzinsuffizienz
Asthmaanfall	akut auftretende, heftige Asthmasymptome
asymptomatisch	symptomfrei; beschwerdefrei
Asystolie (griech. = fehlende Systole)	Herzstillstand; fehlende elektrische und muskuläre Herzaktivität; vgl. ▶ Kammerflimmern
Aszites, der	Bauchwassersucht; abdomineller Flüssigkeitsrückstau v. a. bei Leberzirrhose

 Atherosklerose ▶ Arteriosklerose ▶ Abb. S. 19

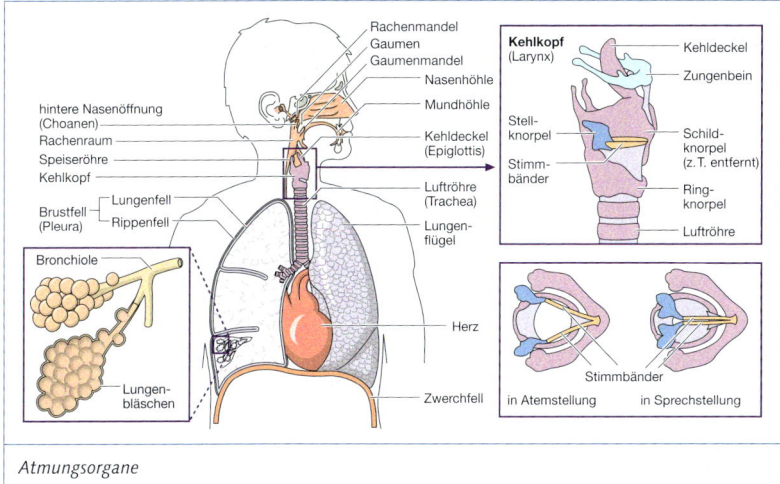

Atmungsorgane

Begriff	Erklärung
Atmung (Respiration)	1) äußere Atmung: Aufnahme von O_2 und Abgabe von CO_2 durch Ein- und Ausatmen sowie Gasaustausch in den Alveolen, 2) innere Atmung: Sauerstoffverwertung in den Zellen ▶ Abb. S. 12
Atopie, die (Adj. atopisch)	erbliche Veranlagung, die Neurodermitis, Asthma bronchiale, Heuschnupfen und Nahrungsmittelallergien begünstigt
Atrium	Herzvorhof ▶ Abb. S. 63
Atrophie, die (Adj. atrophisch; Verb atrophieren)	Gewebsschwund; z. B. durch Alter, Mangelernährung, Nichtgebrauch
	atrophische Altershaut
Atropin	Wirkstoff der Tollkirsche; hemmt einen Teil des unwillkürlichen Nervensystems; wichtiges Notfallmedikament
Auskultation	Abhören mittels Stethoskop ▶ S. 77
Ausschlussdiagnose	Diagnose, die nur gestellt wird, wenn alle anderen denkbaren Diagnosen durch Untersuchungen ausgeschlossen wurden
aut idem (lat. = oder etwas Gleichwertiges)	Rezeptzusatz, der dem Apotheker den Austausch gegen ein anderes, inhaltsgleiches Präparat erlaubt; Hinweis: auf GKV-Rezept gegenteilige Bedeutung

Begriff	Erklärung
Autoantikörper	Antikörper gegen körpereigenes Gewebe
Autoimmun-krankheit (griech. autos = selbst)	Krankheit durch Angriff des Immunsystems auf körpereigenes Gewebe; z. B. PcP
Autoimmun-thyroiditis	Schilddrüsenentzündung durch Autoantikörper; 1) ► Hashimoto-Thyroiditis, 2) M. ► Basedow
Autoklav	Dampfsterilisator; Gerät zur Keimabtötung mit Wasserdampf unter Überdruck
Autopsie (Sektion; innere Leichenschau)	Leichenöffnung und -untersuchung zur Ermittlung der medizinischen Todesursache
AV-Knoten (Atrio-ventrikularknoten)	Teil des ► Reizleitungssystems des Herzens ► Abb. S. 117
aVR, aVL, aVF (engl. **a**ugmented **v**oltage = verstärkte Stromspannung)	Bezeichnungen der EKG-Extremitätenableitungen nach Goldberger; R = rechter Arm, L = linker Arm, F = linker Fuß ► Abb. S. 49
Axilla (Mz. Axillen)	Achselhöhle
axillar	in der Achselhöhle; zur Achselhöhle hin
Axillarlinien (vordere, mittlere, hintere)	gedachte senkrechte anatomische Linien; die sich an den Axillen orientieren ► Abb. S. 41
Axon, der	Nervenfortsatz der Nervenzelle, der Reize weiterleitet ► Abb. S. 98
AZ (**A**llgemein**z**ustand)	grobe klinische Beurteilung des Gesundheitszustandes als guter, leicht oder stark reduzierter Allgemeinzustand
Azetongeruch (Acetongeruch)	an Nagellackentferner erinnernder Atemgeruch bei Diabetikern in bzw. vor Koma
bakteriostatisch	Bakterien(vermehrung) hemmend
bakteriell	durch Bakterien verursacht, Bakterien betreffend
Bakterien (Ez. Bakterium, das)	einzellige Mikroorganismen ohne Zellkern, die auf Nährböden züchtbar sind und durch Antibiotika bekämpft werden können ► Abb. S. 23
bakterizid	Bakterien tötend; Eigenschaft von Desinfektionsmitteln und Antibiotika

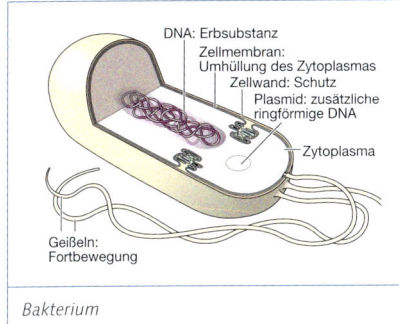

DNA: Erbsubstanz
Zellmembran: Umhüllung des Zytoplasmas
Zellwand: Schutz
Plasmid: zusätzliche ringförmige DNA
Zytoplasma
Geißeln: Fortbewegung

Bakterium

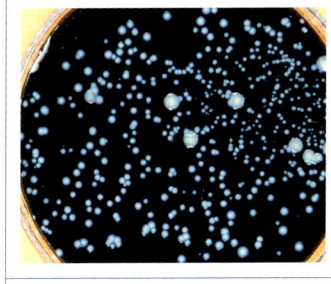

Bakterienkolonien auf Nährbodenplatte

Begriff	Erklärung
BAL (**b**roncho**a**lveoläre **L**avage; Kw. Lavage)	Lungenspülung mit sterilem Wasser zur Zellgewinnung bei der ▸ Bronchoskopie
Balanitis	Entzündung von Eichel und innerem Vorhautblatt
Barrett-Ösophagus (nach N. Barrett)	Epithelumbau bei ca. 15 % der Patienten mit Refluxösophagitis; ▸ Präkanzerose
basaler Insulinbedarf	Insulinbedarf ohne Nahrungsaufnahme
Basalinsulin (Verzögerungsinsulin)	lange wirksames ▸ Insulin; Ggs. Normalinsulin (Altinsulin)
ⓒ **Basaliom** (Basalzellkarzinom)	Krebs der Basalzellschicht der Epidermis; häufigster Hautkrebs, vgl. ▸ Hautkrebs ▸ Abb. S. 61
Basalmembran	dünne Grenzschicht zwischen Epithel und darunterliegendem Bindegewebe
Basalzellschicht	unterste Zellschicht eines Epithels; Ort der Zellerneuerung; Keimschicht
ⓒ **Basalzellkarzinom**	▸ Basaliom ▸ Abb. S. 61
Base (Lauge; Adj. basisch)	alkalischer, Säure neutralisierender Stoff; pH >7; Ggs. Säure
Basedow, M. (Basedow-Autoimmunthyroiditis; nach K. von Basedow)	Autoimmunkrankheit der Schilddrüse mit Hyperthyreose; typische drei Symptome: Struma, Tachykardie, Exophthalmus
Basis-Bolus-Therapie	▸ ICT
ⓒ **Basismaßnahmen** (engl. BLS = **B**asic **L**ife **S**upport)	grundlegende Reanimationsmaßnahmen: Freimachen der Atemwege und Beatmung im Wechsel mit Herzdruckmassage ▸ Abb. S. 116
ⓒ **basophil**	im ▸ Differenzialblutbild blau gefärbt ▸ Abb. S. 37

Begriff	Erklärung
Baustoffwechsel	Nährstoffnutzung für Wachstum und Gewebserneuerung; vgl. ▶ Energiestoffwechsel
BB	**B**lut**b**ild ▶ Tab. S. 153
BC	▶ Bronchialkarzinom
BCC (engl. **B**asal **C**ell **C**arcinoma)	▶ Basaliom; häufigster Hautkrebs ▶ Abb. S. 61
BCG-Bakterien (**B**acille **C**almette-**G**uérin)	gering virulente Tuberkelbakterien; früher zur Tbc-Impfung, heute als lokales Immunstimulans bei Blasenkrebs genutzt
BE (**B**erechnungs**e**inheit; **B**rot**e**inheit)	Rechengröße der Diabetesdiät; 1 BE = 12 g Kohlenhydrate (KH)
Bechterew, M. (Spondylitis ankylosans; nach W. Bechterew)	Autoimmunkrankheit mit schmerzhaften Entzündungen im Bewegungsapparat und ggf. allmählicher Wirbelsäulenversteifung
Beckengürtel	Verbindung aus Kreuzbein und Hüftbeinen ▶ Abb. unten
Belastungs-EKG (Ergometrie)	dosierte körperliche Belastung unter EKG-Kontrolle zur Diagnostik belastungsabhängiger Herzfunktionsstörungen ▶ Abb. S. 41
Belastungsinkontinenz	▶ Harninkontinenz
benigne (Subst. Benignität)	Tumoreigenschaft: gutartig; lokales Wachstum ohne Gewebszerstörung/Metastasen; Ggs. maligne ▶ Abb. S. 138
benignes Prostatasyndrom (BPS; benigne Prostatahyperplasie; BPH; Prostataadenom)	gutartige Prostatavergrößerung; häufige Alterserkrankung des Mannes mit erschwerter Harnentleerung, ggf. Restharnbildung und selten Harnverhalt ▶ Abb. unten

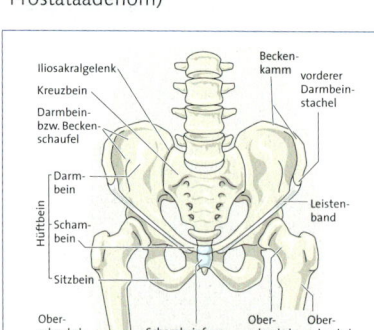

Beckengürtel

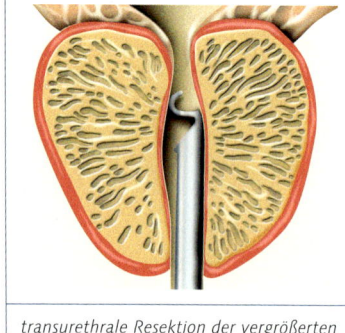

transurethrale Resektion der vergrößerten Prostata

Begriff	Erklärung
Betablocker (β-Blocker)	Arzneimittel, die Stresshormonwirkungen u.a. am Herzen mildern; indiziert bei Hypertonie und Z.n. Herzinfarkt; z.B. Metoprolol
beta-(β-)hämolysie-rende Streptokokken	Bakterien; häufige Streptokokkenart, die Blutagar auflöst; Scharlacherreger usw.
Beta-(2)-Mimetikum	▶ Broncholytikum
BGA	▶ **B**lut**g**as**a**nalyse
Bikarbonat	alkalischer (basischer) Stoff, der Säuren im Blut neutralisiert; ein Messwert der ▶ Blutgasanalyse
bilateral	beidseitig
Bilirubin	gelber Gallenfarbstoff; vgl. ▶ Ikterus ▶ Tab. S. 153
bimanuell	mit beiden Händen
Biological	antikörperhaltiges Medikament, z.B. gegen rheumatische Krankheiten oder Krebs
Biopsie	Gewebeentnahme beim Lebenden
biopsieren	eine Gewebeprobe entnehmen
Bizeps (M. biceps)	zweiköpfiger Oberarmmuskel; Armbeuger ▶ Abb. S. 94
Bizepssehnenreflex (BSR)	Muskeleigenreflex; auslösbar durch Beklopfen der Bizepssehne in der Ellenbeuge
Bläschendrüsen (Glandulae seminales)	Genitaldrüsen des Mannes; bilden ca. 65% des Spermas ▶ Abb. S. 56
Blasenkatheter	Schlauch zur Harnableitung aus der Blase
BLS	▶ Basismaßnahmen der Reanimation
Blutbild (BB)	Zählung der Erythrozyten, Leukozyten und Thrombozyten, Messung von Hb und Hkt, Berechnung von MCV, MCH, MCHC ▶ Tab. S. 153
Blutdruck	Druck bzw. Kraft, mit der die Herzkontraktion das Blut in die Adern pumpt ▶ Tab. S. 149
Bluterkrankheit	▶ Hämophilie
Blutgasanalyse (BGA)	Bestimmung von O_2, CO_2, pH-Wert, Basenüberschuss und Bikarbonat in arterialisiertem (O_2-reichem) Kapillarblut
Blutgruppen-Antigen	Antigen der Erythrozytenoberfläche, das von einem fremden Immunsystem erkannt und bekämpft werden kann; v.a. ABO-Antigen ▶ Abb. S. 26
Blutkultur	spezielle Erregerkultur, für die Blut direkt in Nährmedium-flaschen gewonnen wird
BMI	▶ Body-Mass-Index

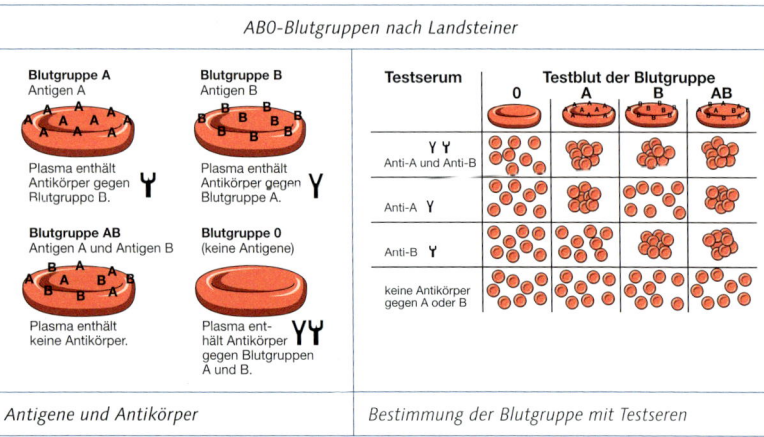

	ABO-Blutgruppen nach Landsteiner	

Blutgruppe A
Antigen A

Plasma enthält Antikörper gegen Blutgruppe B.

Blutgruppe B
Antigen B

Plasma enthält Antikörper gegen Blutgruppe A.

Blutgruppe AB
Antigen A und Antigen B

Plasma enthält keine Antikörper.

Blutgruppe 0
(keine Antigene)

Plasma enthält Antikörper gegen Blutgruppen A und B.

Testserum / Testblut der Blutgruppe

Anti-A und Anti-B

Anti-A

Anti-B

keine Antikörper gegen A oder B

Antigene und Antikörper | *Bestimmung der Blutgruppe mit Testseren*

Begriff	Erklärung
Body-Mass-Index (BMI)	Körpermassenzahl; Einheit kg/m²; Berechnung: Körpergewicht in kg geteilt durch (Körpergröße in Metern)²; gibt Normal-, Unter- oder Übergewicht an; für Erwachsene gilt: 1) Normalbereich: 18,5–24,9, 2) Übergewicht: 25–29,9, 3) Adipositas Grad I ≥30–34,9, 4) Adipositas Grad II 35–39,9 5) Adipositas Grad III ≥40
Bodyplethysmografie	spezielle, exakte Lungenfunktionsprüfung in einer Glaszelle
Borreliose (Lyme-Borreliose; nach A. Borrel und der Stadt Lyme; sprich „leim")	Infektionskrankheit durch Borrelien; durch Zeckenstich übertragen; Befall von Haut, Gelenken und/oder Nervensystem möglich
BPS (BPH)	▶ **b**enigne(s) **P**rostatasyndrom (-**h**yperplasie)
Bradykardie	verlangsamte Herzschlagfolge (Puls <60/min)
bronchiale Hyperreagibilität	Überempfindlichkeit der Bronchien mit Neigung zu Entzündung und Verengung
Bronchialkarzinom	Krebs des Bronchialepithels; Lungenkrebs (Abk. BC)
Bronchiallumen	Lichtung (Raum innerhalb) eines Bronchus
Bronchien (Ez. Bronchus, der)	mit Knorpel stabilisierte Luftwege zwischen Trachea und Bronchiolen ▶ Abb. S. 21
Bronchiolen	kleinste, knorpelfreie Teile der Atemwege zwischen Bronchien und Alveolen
Bronchitis	Entzündung der Bronchien; 1) chronisch, 2) akut
Broncholysetest	Teil der Lungenfunktionsdiagnostik; mittels ▶ Broncholytikum beweist man Bronchialverkrampfungen

Begriff	Erklärung
Broncholytikum (Bronchospasmolytikum; Beta-(2)-Mimetikum)	Bronchien entkrampfendes bzw. erweiterndes Arzneimittel; zumeist als Dosieraerosol appliziert
Bronchoskopie	Lungenspiegelung; Endoskopie von Trachea und Bronchien; vgl. ▸ BAL
Bronchospasmolytikum	▸ Broncholytikum
Brustwandableitungen (nach Wilson)	EKG-Ableitungen in der Horizontalebene; Bezeichnung: V_1–V_6; ▸ EKG ▸ Abb. S. 41
B-Scan (engl. **B**rightness-Scan)	Ultraschallmethode, die aus aus hellen Bildpunkten (bewegte) Schwarz-Weiß-Bilder erzeugt
BSG (BKS)	Blut(körperchen)senkungsgeschwindigkeit; Blutwert v. a. der Entzündungsdiagnostik ▸ Tab. S. 155
BSR	▸ Bizepssehnenreflex
BSV	**B**and**s**cheiben**v**orfall; ▸ Diskusprolaps
BtM (BTM; **B**e**t**äubungs**m**ittel)	Arzneimittel, die auf BtM-Rezept verordnet und verschlossen gelagert werden; z. B. starke Schmerzmittel, Narkosemittel
Bulimie (Bulimia nervosa)	Ess-Brech-Sucht; psychosomatische Krankheit; vgl. ▸ Anorexie
Burnout-Syndrom	Zustand tiefster seelischer und körperlicher Erschöpfung nach langer Überforderung
Bursitis	Schleimbeutelentzündung
Butterfly-Kanüle (Butterfly)	Spezialkanüle mit seitlichen Kunststoff-„Flügeln" zum Fixieren (Festkleben) ▸ Abb. unten
BWS	**B**rust**w**irbel**s**äule ▸ Abb. S. 144

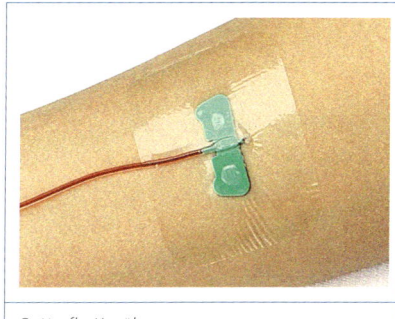

Butterfly-Kanüle

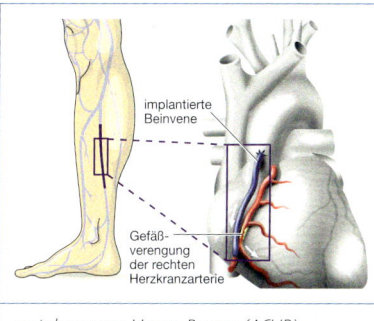

implantierte Beinvene

Gefäßverengung der rechten Herzkranzarterie

aortokoronarer Venen-Bypass (ACVB)

Begriff	Erklärung
Bypass, der (Mz. Bypässe; engl. bypass = Umleitung)	operative Überbrückung eines verengten Koronararterienastes durch ein körpereigenes Venen- oder Arterienstück; vgl. ▶ ACVB ▶ Abb. S. 27
BZ (Blutzucker)	▶ Blutglukose(spiegel) ▶ Tab. S. 157
Ca. (sprich „c-a")	Kw. für Karzinom, z. B. Magen-Ca.
Ca	Calcium (Mineralstoff)
Caecum	▶ Zökum ▶ Tab. S. 150 ▶ Abb. S. 95
Candida albicans	Schleimhautpilz, Erreger des ▶ Soor
Candidose	Mykose durch Candida-Pilze, z. B. Soor
cardial (cardio-)	kardial, d. h. das Herz betreffend
caudal (kaudal)	nach unten, steißwärts ▶ Abb. S. 14
cave (lat. cave = hüte dich)	medizinischer Warnhinweis; z. B. „Cave Penicillin": der Patient darf kein Penicillin erhalten bzw. ist allergisch
CED	▶ **c**hronisch **e**ntzündliche **D**armerkrankung(en)
cerebral (zerebral)	das Gehirn betreffend
Cerebralsklerose	Arteriosklerose der Hirngefäße
Cerebrum (Zerebrum)	Gehirn
Cerumen (Zerumen)	Ohrschmalz; Sekret des Gehörgangsepithels
Cerumen obturans	Zerumenpfropf; Ohrschmalzpropf
Cervix (sprich „Zerwix")	1) Hals, 2) Gebärmutterhals (Cervix uteri)
cervical (zervikal)	zum Hals gehörig, am Hals
Cervixkanal	▶ Zervixkanal
CFU (**C**olony **F**orming **U**nit/-s)	sichtbare Bakterienkolonie(n) auf einer Kulturplatte ▶ Abb. S. 23
Chemotherapie	1) Krebstherapie mit ▶ Zytostatika, 2) Arzneitherapie von Infektionskrankheiten
Chirotherapie (manuelle Therapie)	Handgrifftechnik zur Behandlung von Krankheiten des Bewegungsapparates, z. B. Einrenken verschobener Gelenkanteile
Chirurg	Facharzt (Gebietsarzt) für Chirurgie
chirurgisch	mit operativen Methoden; Ggs. konservativ
Chirurgie	Lehre von der operativen Behandlung
Chlamydien	intrazellulär wachsende Bakterien; Erreger u. a. von Genital- und Atemwegsinfektionen

Begriff	Erklärung
Choanen (Ez. Choane, die)	hintere Nasenöffnungen ▸ Abb. S. 29
Cholecalciferol	Vitamin D
Cholelithiasis	▸ Cholezystolithiasis
Cholesterin (Cholesterol)	fettähnlicher Stoff; Grundbaustein für Hormone, Membranen usw.; Überschuss führt zu ▸ Arteriosklerose ▸ 🐰 S. 155 ▸ Tab. S. 155
Cholezystektomie	operative Entfernung der Gallenblase
Cholezystitis	Entzündung der Gallenblase
Cholezystolithiasis (Cholelithiasis)	Gallensteinleiden; Vorhandensein von Gallensteinen mit Symptomen oder ohne Symptome ▸ Abb. unten
Chromosom, das	DNA-Knäuel; verdichtetes Erbmaterial; jeder Mensch hat 46 Chromosomen, d. h. 23 Paare ▸ Abb. unten
Chromosomen-aberration	pathologische Chromosomenzahl, z. B. drei Chromosomen 21 beim ▸ Down-Syndrom ▸ Abb. S. 39
Chromosomen-analyse	Zählung und Untersuchung der Chromosomen einer menschlichen Zelle
chronisch	Krankheitsverlauf: lang andauernd, anhaltend; Ggs. akut
chronisch entzünd-liche Darmerkran-kungen (CED)	Autoimmunkrankheiten mit Entzündungen der Darm-schleimhaut und ggf. weiterer Organe; z. B. M. Crohn und Colitis ulcerosa

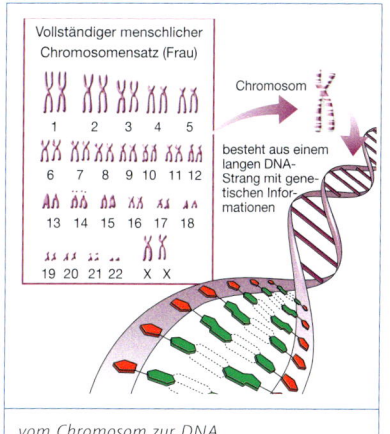

Vollständiger menschlicher Chromosomensatz (Frau)

1 2 3 4 5
6 7 8 9 10 11 12
13 14 15 16 17 18
19 20 21 22 X X

Chromosom

besteht aus einem langen DNA-Strang mit gene-tischen Infor-mationen

vom Chromosom zur DNA

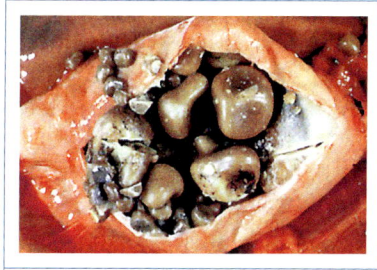

entnommene Gallenblase mit Steinen

Begriff	Erklärung
Citrat (Zitrat)	Zitronensäure; Antikoagulans in Probenröhrchen für BKS und Gerinnungstests
CK-MB (engl. **c**reatine **k**inase **m**uscle **b**rain)	Enzym der Herzmuskelzellen; dient als Laborwert zur Herzinfarktdiagnostik ▶ Tab. S. 156
Claudicatio intermittens	Schaufensterkrankheit: Pausieren nach kurzer Gehstrecke wegen Beinschmerzen bei PAVK
✍ **Clavicula**	Schlüsselbein ▶ Abb. S. 127
Clavus	schmerzhafte Fußschwiele; sog. Hühnerauge
CLED-Agar	Spezialnährboden; Teil des Uricult®
CO₂	Kohlendioxid; Abfallprodukt der Atmung
COLD (engl. **c**hronic **o**bstructive **l**ung **d**isease)	▶ COPD
Colitis (Kolitis)	Dickdarmentzündung
Colitis ulcerosa	▶ chronisch entzündliche Darmerkrankung v. a. des Dickdarms; vgl. ▶ Crohn, M.
✍ **Colon** (Kolon)	Grimmdarm; größter Teil des Dickdarms ▶ Abb. S. 31
✍ **Colon ascendens**	aufsteigender Teil des Kolons ▶ Abb. S. 31
✍ **Colon descendens**	absteigender Teil des Kolons ▶ Abb. S. 31
✍ **Colon sigmoideum** (Sigmoid)	s-förmiger Teil des Kolons; S-Darm ▶ Abb. S. 31
✍ **Colon transversum**	quer verlaufender Teil des Kolons ▶ Abb. S. 31
✍ **Columna vertebralis**	Wirbelsäule ▶ Abb. S. 144
Commotio (cerebri)	Gehirnerschütterung; ▶ Schädel-Hirn-Trauma
Compliance (sprich „Kom-plei-ens"; engl. = Therapietreue)	Maß für die Mitarbeit eines Patienten bei therapeutischen Maßnahmen; Ggs. Non-Compliance
Compressio cerebri	Gehirnquetschung; vgl. ▶ Schädel-Hirn-Trauma
Computertomografie (CT)	computergesteuerte Schichtröntgenaufnahme; vgl. ▶ Magnetresonanztomografie
Contusio cerebri	Gehirnprellung; vgl. ▶ Schädel-Hirn-Trauma
COPD (COLD; engl. **c**hronic **o**bstructive (**p**ulmonary) **l**ung **d**isease)	chronisch obstruktive Lungenerkrankung; fortschreitende, irreversible Atemwegsverengung durch chron. Bronchitis; führt u. a. zum ▶ Lungenemphysem
Cor pulmonale	Rechtsherzinsuffizienz auf Grund akuter oder chronischer Lungenerkrankung

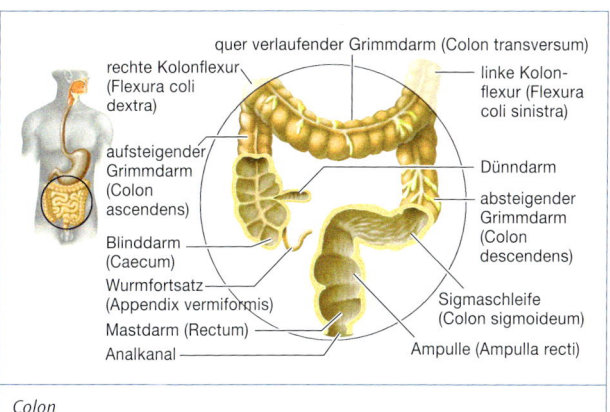

Colon

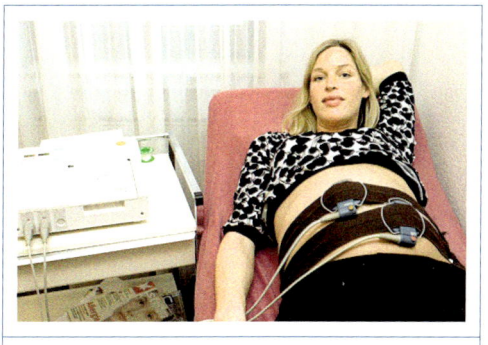

CTG

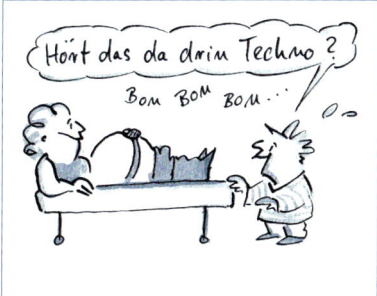

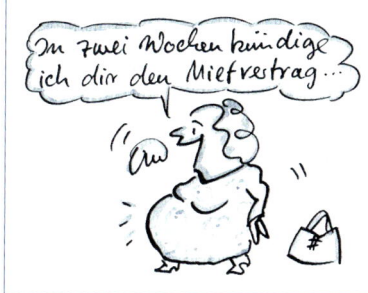

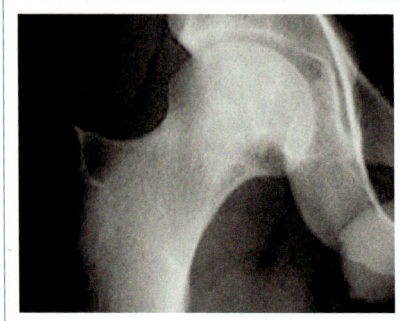 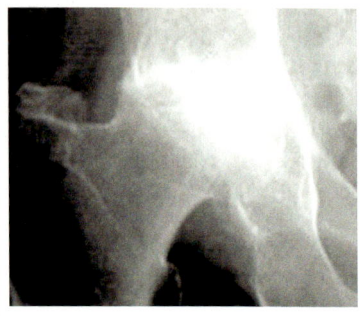

| *Röntgenbild eines gesunden rechten Hüftgelenks* | *Röntgenbild bei schwerer Coxarthrose rechts* |

Begriff	Erklärung
Cortison	▶ Kortison
Cowper-Drüsen (nach W. Cowper)	kleine Genitaldrüsen des Mannes; bilden den sog. Lusttropfen ▶ Abb. S. 56
COX (**Z**ykl**oox**ygenase)	Schmerz und Entzündung erzeugendes Gewebshormon; z. B. COX 1 und COX 2
COX-2-Hemmer	NSAR mit verringerter Magenschädlichkeit, z. B. Celebrexx®
Coxa	Hüfte
Coxarthrose	Hüftgelenksarthrose ▶ Abb. oben
cP	**c**hronische **P**olyarthritis; vgl. ▶ PcP
CPR	**k**ardio**p**ulmonale **R**eanimation; Herz-Lungen-Wiederbelebung, bestehend aus Beatmung und Herzdruckmassage im Wechsel; vgl. ▶ Reanimation ▶ Abb. S. 116
cranial (kranial)	schädelwärts; zum Schädel hin; nach oben ▶ Abb. S. 14
Cranium	Schädel
Creme	fettarme Zubereitung zur Hautbehandlung; Öl-in-Wasser-Emulsion; vgl. ▶ Salbe
Crohn, M. (Ileitis terminalis Crohn; nach B. Crohn)	▶ chronisch entzündliche Darmerkrankung v. a. des terminalen Ileums und abschnittweisem Befall anderer Darmabschnitte
Achtung Schreibfehlerquelle: Morbus C r o h n verläuft c h r o nisch	
CRP	**C**-**r**eaktives **P**rotein (Entzündungswert) ▶ Tab. S. 156
CT	1) **k**onventionelle (herkömmliche) Insulin**t**herapie; einfach durchzuführen mittels ▶ Mischinsulin für Diabetes Typ 2, ▶ Abb. S. 73 2) **C**ompu**t**ertomografie

Begriff	Erklärung
CTG (**K**ardi**o**t**o**k**o**gramm)	Wehenschreiber; gleichzeitige Aufzeichnung von Wehen- und fetaler Herztätigkeit ▸ Abb. S. 31
cutan (kutan)	die Haut betreffend; auf die Haut
Cutis (Kutis)	Haut; bestehend aus Epidermis und Dermis ▸ Abb. S. 44
CVI (**c**hronisch **v**enöse **I**nsuffizienz)	Venenfunktionsschwäche bei Unterschenkel- Varikosis ▸ Abb. S. 142
Cystitis	▸ Zystitis; Blasenentzündung ▸ Abb. S. 60
Darmflora	nützliche Bakterienbesiedelung des Darms
DCM	▸ **d**ilatative **K**ardio**m**yopathie
D-Dimere (Mz.)	Fibrinspaltprodukte, deren Konzentration im Blut bei Thrombosen und Embolien ansteigt
Defektheilung	unvollständige, mangelhafte Heilung
Defibrillator (Kw. Defi)	Gerät zur Stromstoßtherapie schwerer Herzrhythmusstörungen; vgl. ▸ ICD

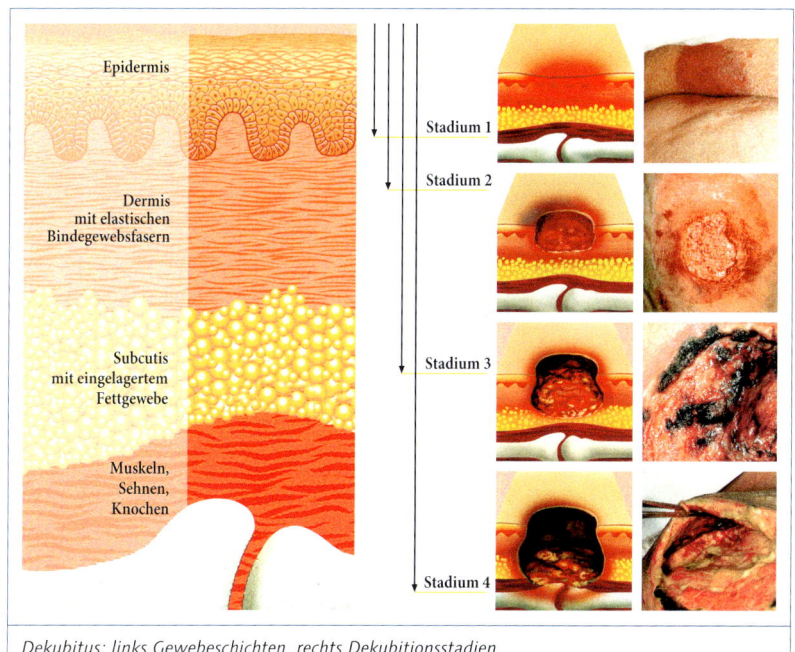

Dekubitus; links Gewebeschichten, rechts Dekubitionsstadien

Begriff	Erklärung
Defibrillation (Verb defibrillieren)	Stromstoßtherapie schwerer Herzrhythmusstörungen
Degeneration (Adj. degenerativ)	Abbau der Gewebsqualität mit Funktionseinbuße, z. B. bei Arthrose
Dehydratation (Exsikkose)	Austrocknung des Körpers ▸ Abb. S. 48
dehydriert (exsikkiert)	ausgetrocknet
dekantieren	zügiges Abgießen (des zentrifugierten Harns zur Gewinnung des Harnsediments)
Dekontamination	Keimreduktion; z. B. durch UV-Bestrahlung von Laborräumen; Ggs. Kontamination
Dekubitus (Decubitus, Dekubitalulkus)	Liegegeschwür; Haut- und Gewebeschäden bei bettlägerigen Patienten ▸ Abb. S. 33
Demenz	fortschreitender Gehirnabbau mit Verlust geistiger Fähigkeiten, v. a. Gedächtnis und Persönlichkeitseigenschaften
Dendrit	kurzer Nervenzellfortsatz zur Reizaufnahme ▸ Abb. S. 98
Depression	anhaltende seelische Verstimmtheit mit Antriebsmangel, Traurigkeit, ggf. körperlichen Symptomen und Suizidalität
Dermatitis (Ekzem)	Entzündung der Haut (akut oder chronisch)
Dermatologe	Facharzt für Dermatologie; Hautarzt
Dermatologie	Lehre der Haut- und Geschlechtskrankheiten
Dermatophyten	Pilzarten, die menschliche Haut befallen
Dermatose	Hautkrankheit (allgemein); vgl. ▸ Dermatitis
Dermis (Corium)	Lederhaut; feste, faserreichste Hautschicht ▸ Abb. S. 44
Desensibilisierung (Hyposensibilisierung)	parenterale oder orale Allergiebehandlung, durch die das Immunsystem die Allergie „verlernen" soll
Desinfektion	Maßnahmen zur Vernichtung oder Entfernung von Krankheitserregern; vgl. ▸ Antisepsis
desinfizieren	keimarm machen
DEXA	▸ DXA; Knochendichtemessungsmethode
dexter	rechts, der Rechte ▸ Abb. S. 14
Diabetes (griech. = Durchfluss, Harnfluss)	meist 1) Diabetes mellitus (Zuckerkrankheit), auch 2) Diabetes insipidus (Wasserharnruhr) ▸ Abb. S. 35

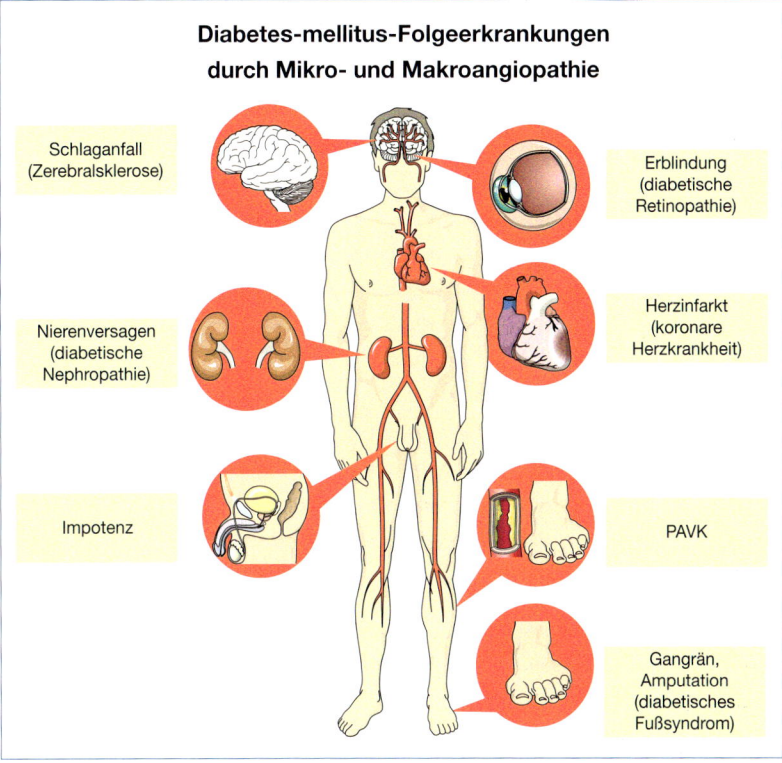

Diabetes-mellitus-Folgeerkrankungen durch Mikro- und Makroangiopathie

- Schlaganfall (Zerebralsklerose)
- Erblindung (diabetische Retinopathie)
- Nierenversagen (diabetische Nephropathie)
- Herzinfarkt (koronare Herzkrankheit)
- Impotenz
- PAVK
- Gangrän, Amputation (diabetisches Fußsyndrom)

Begriff	Erklärung
Diabetes insipidus	Wasserharnruhr; extrem vermehrte Harnausscheidung durch ▶ ADH-Mangel
Diabetes mellitus (wörtl. = honigsüßer Durchfluss/Harnfluss)	Zuckerkrankheit; Stoffwechselstörung mit erhöhtem Blutzuckerspiegel, die auf Dauer zu Gefäßschäden führt; 1) Typ 1: absoluter Insulinmangel durch Autoimmunabbau der Inselzellen, 2) Typ 2: relativer Insulinmangel und Insulinresistenz (meist bei Übergewicht), 3) Gestations-(Schwangerschafts-)Diabetes
Diabetiker	Zuckerkranker; Patient mit Diabetes mellitus
diabetische Angiopathie	Gefäßschäden bei Diabetikern durch diabetesbedingt verstärkte Arteriosklerose ▶ Abb. oben
diabetische Makroangiopathie	diabetesbedingte Gefäßschäden großer Arterien; Folgen: KHK; Schlaganfall, PAVK ▶ Abb. oben

Begriff	Erklärung
diabetische Mikro-angiopathie	diabetesbedingte Gefäßschäden kleiner Blutgefäße; Folgen: Neuro-, Nephro-, Retinopathie, Wundheilungsstörungen
diabetische Nephro-pathie	Nierenschäden durch diabetische Mikroangiopathie ▶ Abb. S. 35
diabetische Neuro-pathie	Schäden des Nervensystems durch diabetische Mikroangio-pathie, z. B. Polyneuropathie
diabetische Retino-pathie	Netzhautschäden durch diabetische Mikroangiopathie ▶ Abb. S. 35
diabetisches Fuß-syndrom (diabeti-scher Fuß)	diagnostische und therapeutische Probleme durch diabetes-bedingte Neuropathie und Wundheilungsstörungen an den Füßen
diabetisches Fußulkus	Geschwür am Fuß beim Diabetiker
Diabetologe	Internist oder Allgemeinmediziner mit der Schwerpunkt-bezeichnung Diabetesheilkunde
Diagnose	Krankheitsname; Krankheitsbezeichnung
Diagnostik	alle Maßnahmen, die zur Diagnose führen
Dialyse, die	maschinelle Blutwäsche bei terminalem Nierenversagen; sog. künstliche Niere
Diaphragma (griech. = Scheidewand)	1) Zwerchfell, ▶ Abb. S. 21; 147 2) mechanisches Verhütungsmittel; syn. Pessar
Diaphyse	Schaft eines Röhrenknochens ▶ Abb. S. 45
Diarrhö, die (Diarrhoe)	Durchfall; zu häufiger, zu weicher Stuhlgang und/oder er-höhte Stuhlmenge
Diastole	Füllungsphase des Herzens; Ggs. Systole ▶ Abb. unten

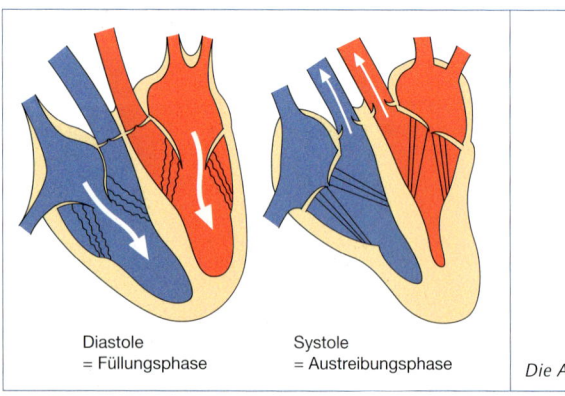

Diastole
= Füllungsphase

Systole
= Austreibungsphase

Die Arbeitsphasen des Herzens

Begriff	Erklärung
Differenzialblutbild (Kw. Diff.-BB)	Bestimmung des Anteils der Leukozytenarten an den Leukozyten durch Zählung von 100 Leukozyten im Blutausstrich und Angabe der jeweiligen Menge in % ▸ **Abb. unten**
Differenzierung	Unterscheidung; 1) Entwicklung von Zellen zu verschiedenen Geweben, 2) Unterscheidung der Leukozytenarten im Blutausstrich
Diffusion	selbstständige Bewegung von Stoffteilchen zum Ort niedriger Konzentration mit der Folge eines Konzentrationsausgleichs
Diffusionskapazität	Prüfung des Gasaustausches in der Lunge; spezieller Lungenfunktionstest
dilatative Kardiomyopathie (DCM)	pathologische Weitung und Pumpschwäche der Herzmuskulatur ohne KHK, Diabetes oder Hypertonus als Ursache
Diphtherie	schwere Infektionskrankheit der Atemwege durch Corynebacterium diphtheriae
Disaccharid	Doppelzucker; Saccharid aus zwei Monosacchariden, z. B. Saccharose, Laktose ▸ **Abb. S. 122**
Diskusprolaps	Bandscheibenvorfall (BSV); 1) teilweiser D. = Protrusio, 2) vollständiger D. = Prolaps ▸ **Abb. S. 38**
Dislokation (Adj. disloziert)	Verlagerung, Verschiebung von Knochenfragmenten bei Frakturen

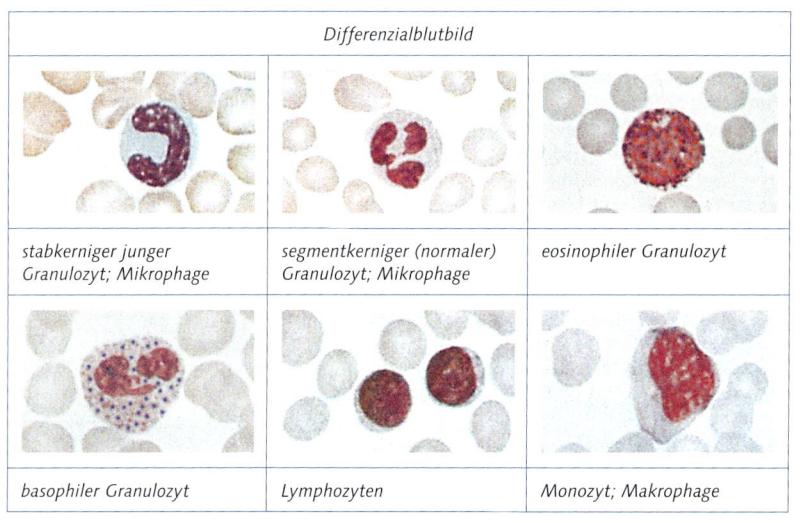

Differenzialblutbild

stabkerniger junger Granulozyt; Mikrophage	*segmentkerniger (normaler) Granulozyt; Mikrophage*	*eosinophiler Granulozyt*
basophiler Granulozyt	*Lymphozyten*	*Monozyt; Makrophage*

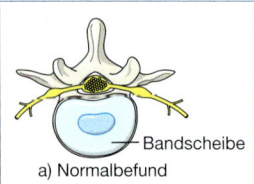 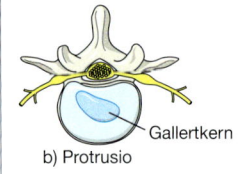 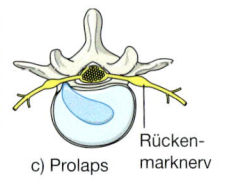

a) Normalbefund — Bandscheibe   b) Protrusio — Gallertkern   c) Prolaps — Rückenmarknerv

Stadien des Bandscheibenvorfalls

Begriff	Erklärung
Disposition	Neigung/Anfälligkeit für eine Krankheit
distal	von der Körpermitte weg, vom Rumpf weg ▶ Abb. S. 14
Distorsion	Verstauchung; Überdehnung eines Gelenks bzw. seiner Band- und Kapselstrukturen
Divertikel, das (Mz. Divertikel)	dünnwandige, säckchenförmige Ausstülpung der Schleimhaut im Dickdarm, v. a. im Sigma
Divertikulitis	Entzündung der Dickdarmdivertikel und der sie umgebenden Gewebe
Divertikulose	Vorhandensein von Divertikeln im Darm
DMARD (**D**isease **M**odifying **A**nti**r**heumatic **D**rugs)	spezielle Antirheumatika mit Einfluss auf den Krankheitsverlauf, z. B. ▶ Biologicals
DMP (**D**isease-**M**anagement-**P**rogramm)	GKV-Programm zur besseren Versorgung bei bestimmten chronischen Krankheiten, z. B. Diabetes mellitus, Brustkrebs, KHK
DNS (**D**esoxyribonuklein**s**äure; engl. DNA, -**a**cid)	Erbsubstanz, aus der sich die Chromosomen zusammensetzen ▶ Abb. S. 29
Doppler-Ultraschall (nach Ch. Doppler)	Ultraschallmethode zur Untersuchung von Herz bzw. Blutgefäßen inkl. Flussrichtung und Flussgeschwindigkeit des Blutes
dorsal	zum Rücken hin, nach hinten ▶ Abb. S. 14
Dorsum	Rücken

Divertikel
Sigmoid
Divertikulose

Begriff	Erklärung
Dosieraerosol (DA)	Gerät zur dosierten Medikamenteninhalation
Dosis (griech. = Gabe)	verabreichte Menge eines Arzneimittels
Down-Syndrom (Morbus Down; nach J. Down)	charakteristisches, genetisch bedingtes Syndrom durch dreifach vorhandenes Chromosom 21 (Trisomie 21) 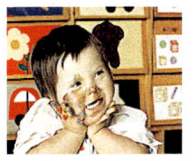

Kind mit Down-Syndrom

Dranginkontinenz	▶ Harninkontinenz
Dres. (Doctores; Ez. Dr.; Doktor)	korrekte Briefanrede für mehrere Ärzte
Drogenscreening	Drogensuchtest, z. B. mittels Harnteststreifen
Drüse	Organ, das Absonderungen (Sekrete) bildet und abgibt; 1) endokrine Drüsen; syn. Hormondrüsen, 2) exokrine Drüsen ▶ Abb. unten
Ductus	Gang, z. B. Ductus acusticus (Gehörgang)
Ductus deferens	Samenleiter ▶ Abb. S. 56
Duodenitis	Entzündung der Duodenalschleimhaut
Duodenum	Zwölffingerdarm ▶ Abb. S. 55
DXA (DEXA; **D**ual (**E**nergy) **X**-Ray **A**bsorptiometry)	Knochendichtemessung mit Röntgentechnik; gilt als zuverlässigste Messmethode
Dysmenorrhö (Dysmenorrhoe)	schmerzhafte Menstruation

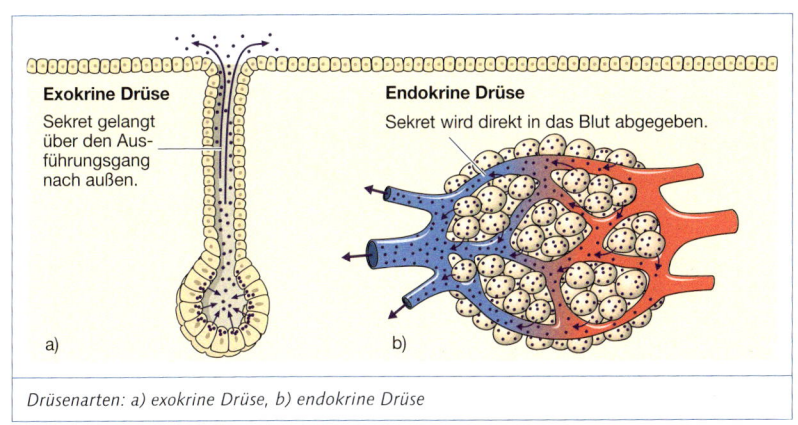

Drüsenarten: a) exokrine Drüse, b) endokrine Drüse

Begriff	Erklärung
Dysphagie	Schluckstörung
Dysphonie	Heiserkeit
Dysplasie	Fehl-, Missbildung; 1) angeboren, z. B. Hüftdysplasie, 2) erworbene Zell- bzw. Gewebsveränderung, ggf. Krebsvorstufe
Dyspnoe, die	Luftnot, Atemnot
E. coli (Escherichia coli; nach T. Escherich)	wichtigstes Dickdarmbakterium; häufigster Erreger von Harnweginfektionen
Echokardiografie (Kw. Echo)	Ultraschalluntersuchung des Herzens; 1) transthorakal, 2) transösophageal; ▶ TEE
ED	1) ▶ **e**rektile **D**ysfunktion, 2) **E**rst**d**iagnose; Zeitpunkt der Diagnosestellung bei chronischer Krankheit, z. B. ED 12/2008
EDTA (**E**thylen**d**iamin**t**etraessigsäure; engl. -**a**cetate)	Antikoagulans für Laborzwecke, u. a. für Blutbild- und (neue) BSG-Probenröhrchen
EEG	▶ Elektroenzephalogramm; Hirnstromkurve
Effloreszenz, die	einzelne sichtbare Hautveränderung ▶ Abb. unten

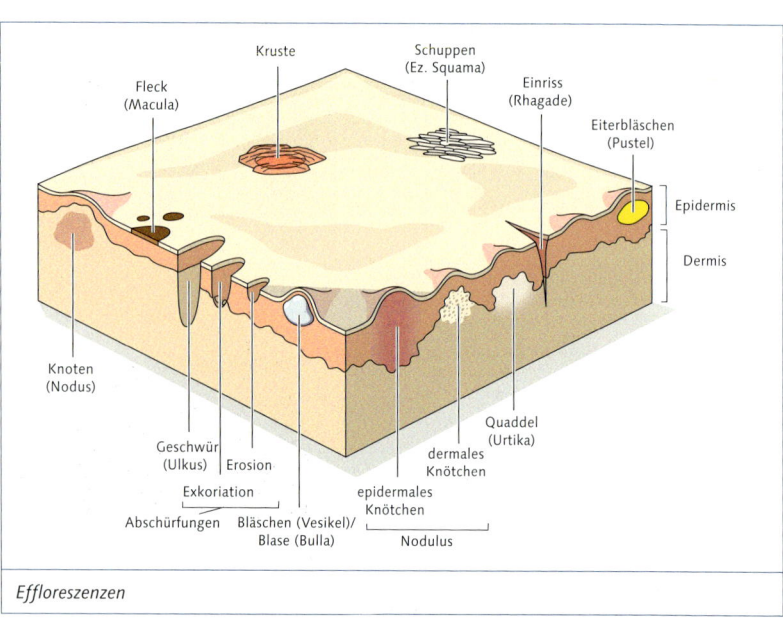

Effloreszenzen

Begriff	Erklärung
Einthoven-Ableitungen (nach W. Einthoven)	Extremitätenableitungen I, II und III des EKG; ergeben das Einthoven-Dreieck ▶ Abb. S. 49
Eisenmangelanämie	Anämie durch zu geringe Eisenaufnahme und/oder Blutverlust(e)
Eiweiß (Protein)	Nährstoffmolekül aus ≥ 100 Aminosäuren
Eiweiß-Elektrophorese	Labormethode zur Messung von Art und Menge der Plasmaproteine
EKG, das (**E**lektro**k**ardio**g**ramm)	Herzstromkurve; Herzschrift; Ableitung und Darstellung der herzeigenen Ströme zur Diagnostik von Rhythmusstörungen bzw. Herzkrankheiten ▶ Abb. S. 49, unten
Ektomie (Exzision)	chirurgische Entfernung, Entnahme
Ekzem (Dermatitis)	Hautentzündung
Elektrode, die	„Stromfühler, -ableiter"; Geräteteil 1) zur Stromaufnahme und -leitung, 2) zur Stromaufzeichnung (EKG, EEG), 3) zur Stromabgabe (Defibrillator, Schrittmacher)
Elektroenzephalogramm (EEG)	Hirnstromkurve; dient der Diagnostik funktioneller und struktureller Gehirnkrankheiten
Elektrokardiogramm	Herzstromkurve; ▶ EKG ▶ Abb. S. 49, unten
Elektromyografie (EMG)	Muskelstromableitung; Diagnostikmethode der Neurologie
Elektrolyte (Mz; Kw. E´lyte)	wasserlösliche Stoffe, die Zellströme für die Reizübermittlung im Körper erzeugen; z. B. Calcium, Natrium, Kalium
ELISA (sprich „ehlaisa")	Labortestmethode zum Antikörpernachweis, z. B. beim HIV-Test

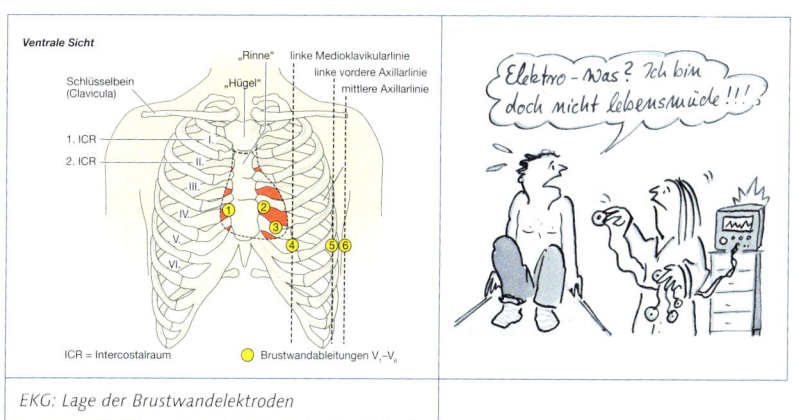

EKG: Lage der Brustwandelektroden

Begriff	Erklärung
El´pho	Kw. für ▸ Eiweiß-**El**ektro**pho**rese
Embolie	akuter Gefäßverschluss durch Einschwemmen eines Embolus; 1) venös, führt zu Lungenembolie, 2) arteriell, führt zu Hirnembolie, Schlaganfall
Embolus	im Blutkreislauf entstandenes und fortgeschwemmtes Blutgerinnsel (Thrombus)
Embryo, der	Leibesfrucht im 1. Trimenon (erste 12 SSW) ▸ Abb. unten
Embryogenese, die	Entwicklung des Embryos im 1. Trimenon mit Bildung aller Organe (Organogenese)
Embryopathie, die	Krankheit bzw. Syndrom durch eine während der Embryogenese einwirkende Schädigung
Emesis, die	Erbrechen
EMG	▸ **E**lektro**m**yografie; Muskelstromkurve
Emphysem, das	meist 1) Lungenüberblähung (▸ Lungenemphysem), auch 2) pathol. subkutane Luftansammlung (Hautemphysem) ▸ Abb. S. 83
emulgieren	Herstellen einer ▸ Emulsion
Emulsion	Mischung aus Fett und Wasser; z. B. Milch
Enddarm	Sigma, Rektum und Anus ▸ Abb. S. 55
Endemie	örtlich begrenztes Vorkommen eines Erregers in einem (Endemie-)Gebiet, vgl. ▸ Epidemie
Endharn	fertig gebildeter Harn; Urin; Ggs. Primärharn
Endokard	Herzinnenhaut; glatte, dünne Epithelschicht auf Herzklappen und Myokard (innen) ▸ Abb. S. 95

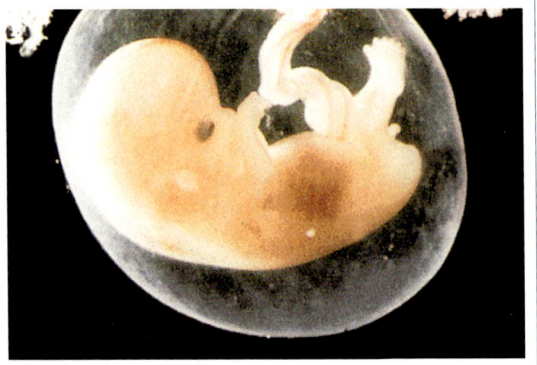

Embryo in der 8. SSW

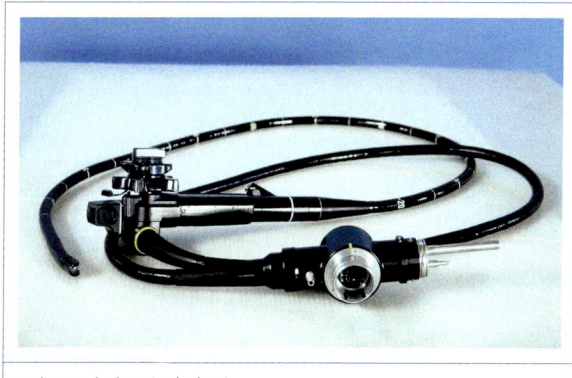

Video-Endoskop (Koloskop)

Begriff	Erklärung
Endokarditis	bakterielle Entzündung der Herzinnenhaut (des Endokards und der Herzklappen)
Endokarditis-prophylaxe	Antibiotikagabe an Patienten mit schweren Herzklappen-fehlern vor bestimmten med. Eingriffen
endokrin	Drüseneigenschaft: Drüse gibt ihr Sekret nach innen, d.h. ins Blut ab; Ggs. exokrin ▶ Abb. S.39
Endometriose	Endometriumzellen an falschen Orten, z.B. Ovar, Bauchhöhle, Darm
Endometritis	(bakterielle) Entzündung des Endometriums
Endometrium	Gebärmutterschleimhaut
Endometrium-karzinom (Korpuskarzinom)	Gebärmutterkrebs; maligner epithelialer Tumor, der vom Endometrium ausgeht
Endoprothese	im Körperinneren getragene Prothese, z.B. künstliches Gelenk
Endoskop	Gerät zur Untersuchung von Hohlorganen ▶ Abb. oben

Systemische Arzneimittelapplikation					
oral	sublingual	rektal	Injektion	Infusion	Pflaster
enterale Applikation			*parenterale Applikation*		

Begriff	Erklärung
Endoskopie	Spiegelung; Ausleuchtung und Inspektion eines Hohlorgans mit einem Endoskop zur Diagnostik und ggf. Therapie
Energiestoffwechsel	Nährstoffnutzung zur Gewinnung von Wärme und Bewegungsenergie
enteral	bzgl. Arzneimittelgabe: über den Magen-Darm-Trakt, d. h. oral, sublingual, rektal, oder über Magensonde ▶ Abb. S. 43
Enteritis	Darmentzündung; vgl. ▶ Diarrhö
Enthesiopathie (Insertionstendopathie)	schmerzhafte Erkrankung eines Sehnenansatzes
Entzündung	Reaktion des Gefäßbindegewebes auf eine Schädigung (Noxe) mit dem Ziel der Heilung ▶ Abb. unten
Entzündungswerte	Blutwerte, die Entzündungen anzeigen und abzuklären helfen, z. B. Leukozytenzahl, CRP, BSG ▶ Tab. S. 158 ff.

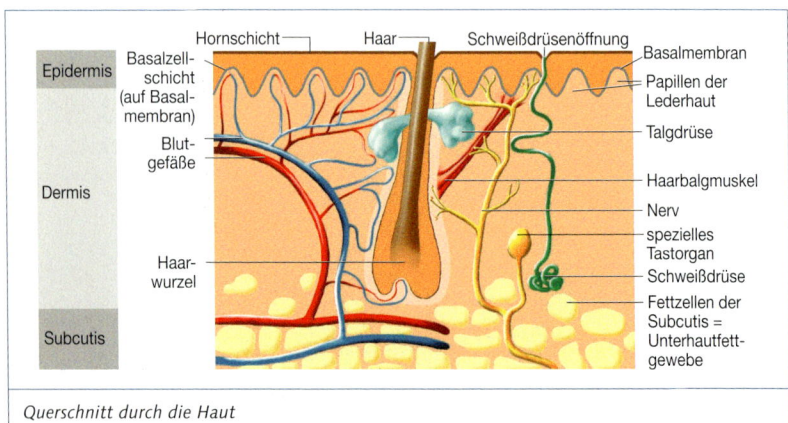

Die fünf Hauptsymptome der Entzündung

| Rötung (lat. Rubor) | Schwellung (lat. Tumor) | Überwärmung (lat. Calor) | Schmerz (lat. Dolor) | Funktionsstörung/ -verlust (lat. Functio laesa) |

Epidermis — Hornschicht — Basalzellschicht (auf Basalmembran) — Haar — Schweißdrüsenöffnung — Basalmembran — Papillen der Lederhaut — Blutgefäße — Talgdrüse — Dermis — Haarbalgmuskel — Nerv — spezielles Tastorgan — Haarwurzel — Schweißdrüse — Fettzellen der Subcutis = Unterhautfettgewebe — Subcutis

Querschnitt durch die Haut

Begriff	Erklärung
Enuresis (Enurese)	Einnässen; vgl. ▶ Harninkontinenz
Enuresis nocturna	nächtliches unwillkürliches Einnässen; ugs. Bettnässen
Enzephalitis	Gehirnentzündung
Enzym	biochemischer Stoff, der eine chemische Reaktion im Körper ermöglicht ▶ Tab. S. 151
eosinophil	im ▶ Differenzialblutbild rot gefärbt ▶ Abb. S. 37
Epidemie	Massenerkrankung; Ausbruch örtlich begrenzt (z. B. Schule) oder weltweit; vgl. ▶ Endemie
Epidemiologie	Lehre von der Krankheitshäufigkeit in der Bevölkerung
Epidermis	Oberhaut ▶ Abb. S. 44
Epididymis	Nebenhoden ▶ Abb. S. 56
Epididymitis	Nebenhodenentzündung
Epigastrium	Magengrube
Epiglottis	Kehldeckel; trennt Speise- und Luftwege ▶ Abb. S. 21
Epiglottitis	Kehldeckelentzündung; vgl. ▶ Hib
Epikard	Epithelüberzug des Herzens außen auf dem Myokard; gleichzeitig inneres Herzbeutelblatt ▶ Abb. S. 95
Epikondylitis	Entzündung des Epikondylus; sog. Golf- bzw. Tennisarm, syn. -ellenbogen ▶ Abb. unten
Epikondylus	gelenknaher Knochenfortsatz am Humerus ▶ Abb. unten

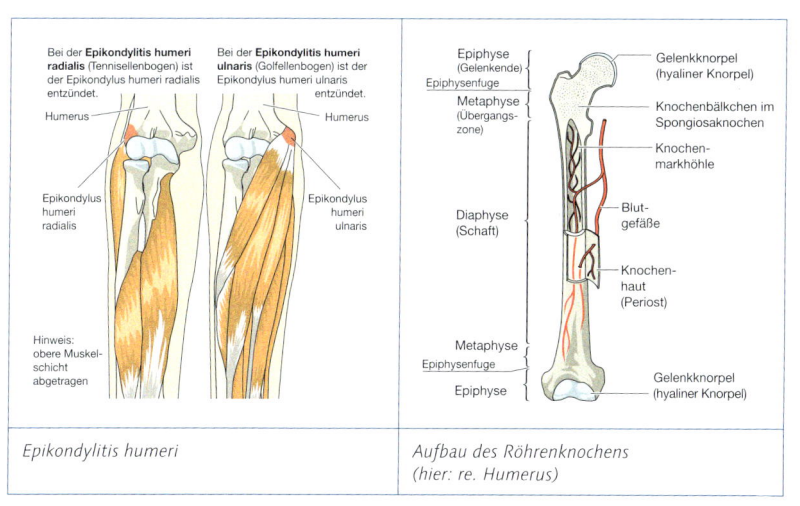

Bei der **Epikondylitis humeri radialis** (Tennisellenbogen) ist der Epikondylus humeri radialis entzündet.

Bei der **Epikondylitis humeri ulnaris** (Golfellenbogen) ist der Epikondylus humeri ulnaris entzündet.

Humerus

Humerus

Epikondylus humeri radialis

Epikondylus humeri ulnaris

Hinweis: obere Muskelschicht abgetragen

Epiphyse (Gelenkende)
Epiphysenfuge
Metaphyse (Übergangszone)

Diaphyse (Schaft)

Metaphyse
Epiphysenfuge
Epiphyse

Gelenkknorpel (hyaliner Knorpel)
Knochenbälkchen im Spongiosaknochen
Knochenmarkhöhle
Blutgefäße
Knochenhaut (Periost)
Gelenkknorpel (hyaliner Knorpel)

Epikondylitis humeri

Aufbau des Röhrenknochens (hier: re. Humerus)

Begriff	Erklärung
Epikrise	zusammenfassender Abschlussbericht
Epikutantest	Allergietest für die Diagnostik von Hautallergien (Pflastertest)
Epilepsie (zerebrales Krampfleiden)	Anfallsleiden; durch ungeregelte Aktivität von Gehirnteilen anfallsartig auftretende Hirnfunktionsstörungen
Epiphyse	1) Gelenkende von Röhrenknochen; vgl. ▶ Diaphyse, ▶ Metaphyse, 2) Zirbeldrüse (Gehirnteil) ▶ Abb. S. 45
Epiphysenfuge	Wachstumsfuge der langen Röhrenknochen ▶ Abb. S. 45
Epithel	Deckgewebe auf inneren oder äußeren Körperoberflächen; z. B. Haut, Schleimhaut ▶ Abb. unten
EPO	▶ Erythropoetin; Blutbildungshormon
Eradikationstherapie	spezielle Medikamentenkombination zur Ausrottung (Eradikation) von Helicobacter pylori im Magen; vgl. ▶ Triple-Therapie
Erregungsrückbildungsstörung (ERBS)	pathol. EKG-Veränderung, z. B. ST-Strecken-Senkung, die u. a. bei KHK auftritt
erektile Dysfunktion (ED; Impotenz)	Unfähigkeit, eine für befriedigenden Geschlechtsverkehr ausreichende Erektion zu erlangen bzw. aufrechtzuerhalten
Erektion	Aufrichtung des Penis durch Blutfüllung der Schwellkörper
Ergometrie	▶ Belastungs-EKG
Erguss	pathologische Flüssigkeitsansammlung in bestehendem Hohlraum, z. B. Gelenk
Ermüdungsbruch	Fraktur durch ständige Überlastung bzw. eine Summe von Mikrotraumen eines Knochens
Erosion, die (Abschürfung)	oberflächlicher Gewebsdefekt; heilt im Ggs. zum ▶ Ulkus ohne Narbenbildung ▶ Abb. S. 40

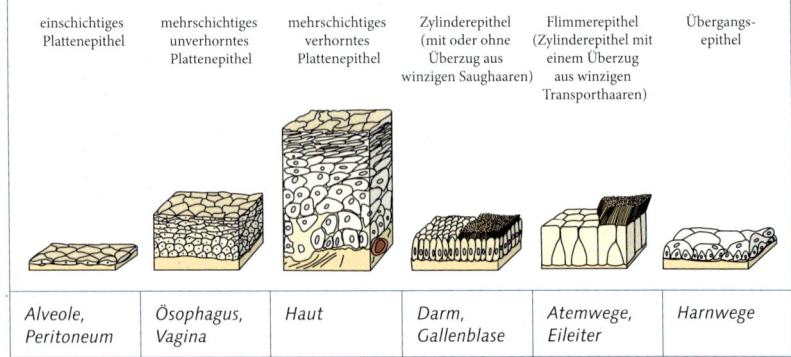

einschichtiges Plattenepithel	mehrschichtiges unverhorntes Plattenepithel	mehrschichtiges verhorntes Plattenepithel	Zylinderepithel (mit oder ohne Überzug aus winzigen Saughaaren)	Flimmerepithel (Zylinderepithel mit einem Überzug aus winzigen Transporthaaren)	Übergangsepithel
Alveole, Peritoneum	*Ösophagus, Vagina*	*Haut*	*Darm, Gallenblase*	*Atemwege, Eileiter*	*Harnwege*

Begriff	Erklärung
Erst-Trimester-Screening	Bluttest, Sonografie und Anamnese im ersten SS-Drittel zur Risikoberechnung bzgl. Chromosomenaberrationen wie Trisomie 21
Erys (Ez. Ery)	Kw. für Erythrozyten
Erythropoetin (EPO)	Blutbildungshormon der Niere
Erythrozyt, der	rotes Blutkörperchen .

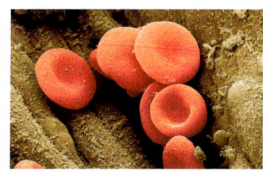

Erythrozyten

Esmarch-Handgriff (nach J. von Esmarch)	Handgriff zum Freimachen der Atemwege beim Bewusstlosen; Vorziehen des Unterkiefers hält die Zunge aus dem Rachen ▶ Abb. unten
essenziell	1) bzgl. Hypertonie: ohne erkennbare Ursache, 2) bzgl. Fett- bzw. Aminosäuren: lebenswichtig
ESWL (**e**xtrakorporale **S**toß**w**ellen-**l**ithotripsie)	Steinzertrümmerung mit Stoßwellen ohne Eingriff in den Körper ▶ Abb. S. 97
EUG	▶ **E**xtra**u**terin**g**ravidität
EVA (**e**ntlastende **Ve**rsorgungs**a**ssistentin)	speziell für delegierbare Leistungen der ambulanten Medizin fortgebildete MFA
Exanthem	Hautausschlag; vgl. ▶ Effloreszenz
Exophthalmus	Hervorstehen des Augapfels

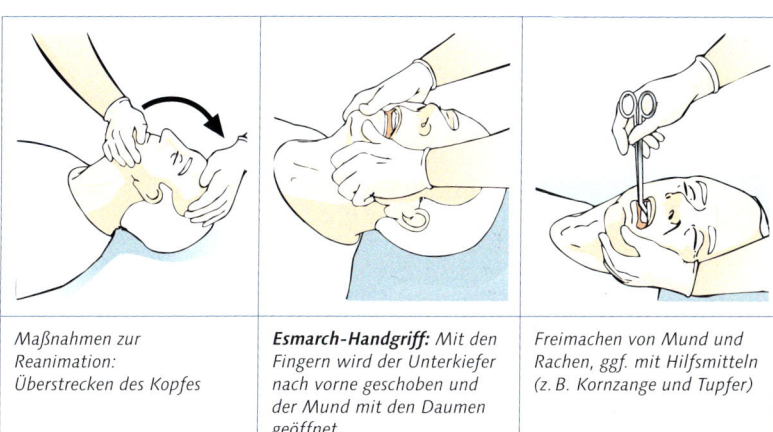

Maßnahmen zur Reanimation: Überstrecken des Kopfes

Esmarch-Handgriff: *Mit den Fingern wird der Unterkiefer nach vorne geschoben und der Mund mit den Daumen geöffnet.*

Freimachen von Mund und Rachen, ggf. mit Hilfsmitteln (z. B. Kornzange und Tupfer)

Begriff	Erklärung
Expektorans (Mz. Expektoranzien)	auswurfförderndes, d. h. schleimlösendes Arzneimittel; vgl. ▶ Mukolytikum
Exitus (letalis)	▶ Tod; unumkehrbares Lebensende
exokrin	Drüseneigenschaft: Drüse gibt Sekret über einen Ausführungsgang auf eine Oberfläche ab, d. h. auf ein Epithel; Ggs. endokrin ▶ Abb. S. 39
exsikkiert (dehydriert)	ausgetrocknet ▶ Abb. unten
Exsikkose (Dehydratation)	Austrocknung des Körpers ▶ Abb. unten
Exspiration	Ausatmung, Ausatmen
extrakorporal	außerhalb des Körpers; vgl. ▶ ESWL
Extrasystole (ES)	„Extraschlag"; vom normalen Herzrhythmus abweichende Herzaktion; vgl. ▶ VES
Extrasystolie	gehäuftes Auftreten von Extrasystolen
extrauterin	außerhalb des Uterus bzw. des Mutterleibes
Extrauteringravidität (EUG)	Schwangerschaft außerhalb des Uterus; d. h. in Eileiter (Tubargravidität) oder Bauchhöhle
Extremitäten (Mz.)	Gliedmaßen (Arme und Beine)
Extremitätenableitungen	EKG-Ableitungen mit Elektrodenanlage an den Extremitäten: I, II, III (nach Einthoven), aVR, aVL, aVF (nach Goldberger) ▶ Abb. S. 49
Exzision (Ektomie)	chirurgische Entfernung
EZ	**E**rnährungs**z**ustand; vgl. ▶ AZ

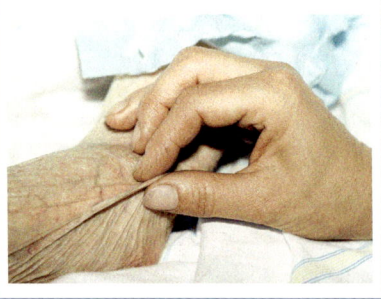
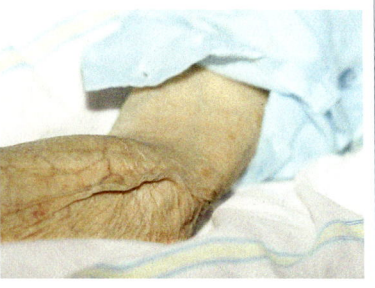

Exsikkose (Dehydratation): fehlende Hautfaltenrückbildung bei Wassermangel

Begriff	Erklärung
Facies	Gesicht
fakultativ pathogen	Eigenschaft von Mikroorganismen: unter Umständen krank machend ▶ Abb. S. 18
falsch negativ	Diagnostikfehler: negativer Befund trotz Krankheit; z. B. Nitritnachweis negativ trotz Harnweginfekts wegen hoher Trinkmenge
falsch positiv	Diagnostikfehler: positiver Befund ohne Krankheit; z. B. Nitritnachweis positiv im zu lange gelagerten Harn eines Gesunden
Febris (Adj. febril)	Fieber
femoral (femoralis)	am Oberschenkel, Oberschenkel-; z. B. A. femoralis
Femur	Oberschenkelknochen ▶ Abb. S. 127
Ferritin	Eisen-Speicherprotein in Leber und Blut ▶ Tab. S. 156
Fertilität	Fruchtbarkeit, Fortpflanzungsfähigkeit
Fertilitätsstörung	Fruchtbarkeitsstörung
fetal	zum Fetus gehörig, beim Fetus vorliegend
fetales Alkoholsyndrom	Fehlbildungssyndrom durch Alkoholkrankheit der Schwangeren

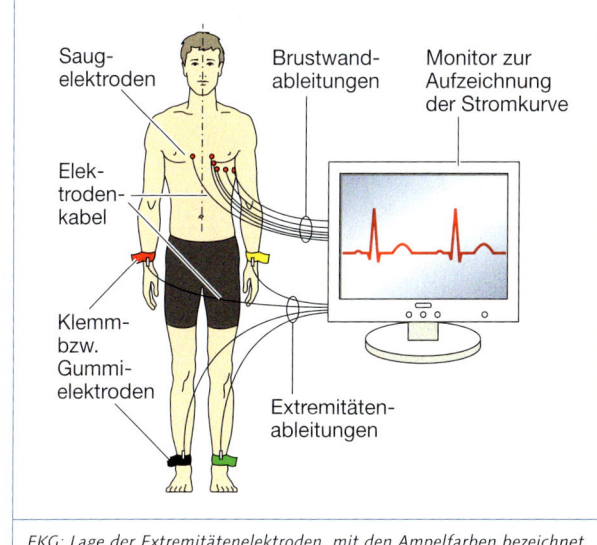

Saugelektroden

Brustwandableitungen

Monitor zur Aufzeichnung der Stromkurve

Elektrodenkabel

Klemmbzw. Gummielektroden

Extremitätenableitungen

EKG: Lage der Extremitätenelektroden, mit den Ampelfarben bezeichnet

Begriff	Erklärung
Fetalperiode (Fetalzeit)	Zeit, in der das Ungeborene ein Fetus ist (13. SSW bis Geburt); vgl. ▶ Embryo
Fetopathie	Krankheit bzw. Syndrom durch Schädigung während der Fetalperiode
Fetus, der	ungeborenes Kind ab der 13. SSW
Fettstoffwechsel-störung (Hyperlipid-ämie; Dyslipidämie)	Störung der Lipidverarbeitung mit erhöhtem Spiegel der Triglyzeride und/oder des Cholesterins und/oder LDL/HDL-Verhältnis ▶ Tab. S. 155
Fibrin	Blutgerinnungsfaktor; vernetztes Fibrinogen umspannt die Blutzellen im Thrombus ▶ Abb. unten

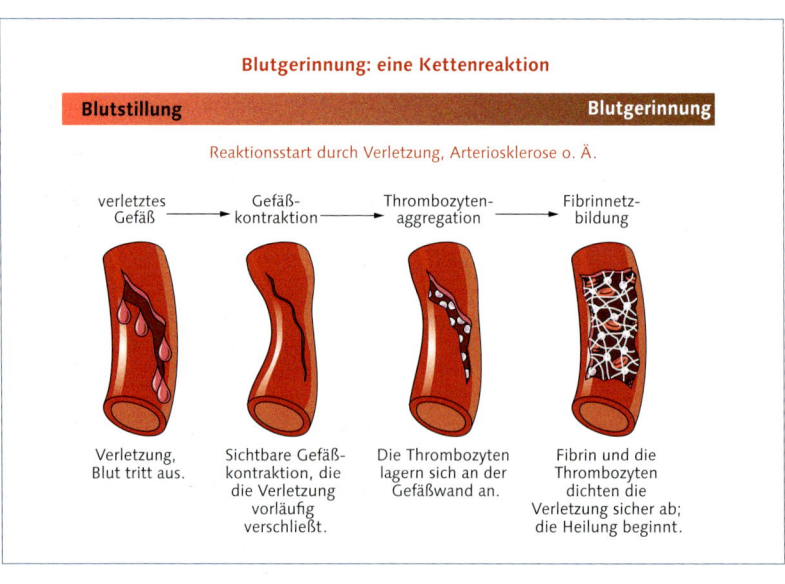

Blutgerinnung: eine Kettenreaktion

Blutstillung · Blutgerinnung

Reaktionsstart durch Verletzung, Arteriosklerose o. Ä.

verletztes Gefäß → Gefäß-kontraktion → Thrombozyten-aggregation → Fibrinnetz-bildung

Verletzung, Blut tritt aus.

Sichtbare Gefäß-kontraktion, die die Verletzung vorläufig verschließt.

Die Thrombozyten lagern sich an der Gefäßwand an.

Fibrin und die Thrombozyten dichten die Verletzung sicher ab; die Heilung beginnt.

Begriff	Erklärung
Fibrinogen	Blutgerinnungsfaktor; Fibrinvorstufe
Fibromyalgie	schmerzhafte chronische Erkrankung des Bewegungsapparates unbekannter Ursache
Fibrosarkom	maligner Bindegewebstumor
Fibrozyt	faserbildende Zelle mit Heilungsfunktion
Fibula	Wadenbein ▶ Abb. S. 127
Fieber, rheumatisches	Streptokokkenrheumatismus; Polyarthritis ca. 2–4 Wochen nach Streptokokkeninfektion
Fistel	pathologische oder therapeutisch angelegte röhrenförmige Verbindung zwischen Organen
Fixateur externe (sprich „fixatör extern")	äußerlich sichtbare Osteosyntheseapparatur zur Ruhigstellung komplizierter Frakturen
fixieren	befestigen
Fixierung	Befestigung 1) einer Wundauflage mit Verband, 2) eines Patienten im Bett
Flachrücken	Wirbelsäulenfehlhaltung mit fehlender physiologischer Lendenlordose ▶ Abb. unten
Fluor	1) chemisches Element, 2) Scheidenausfluss

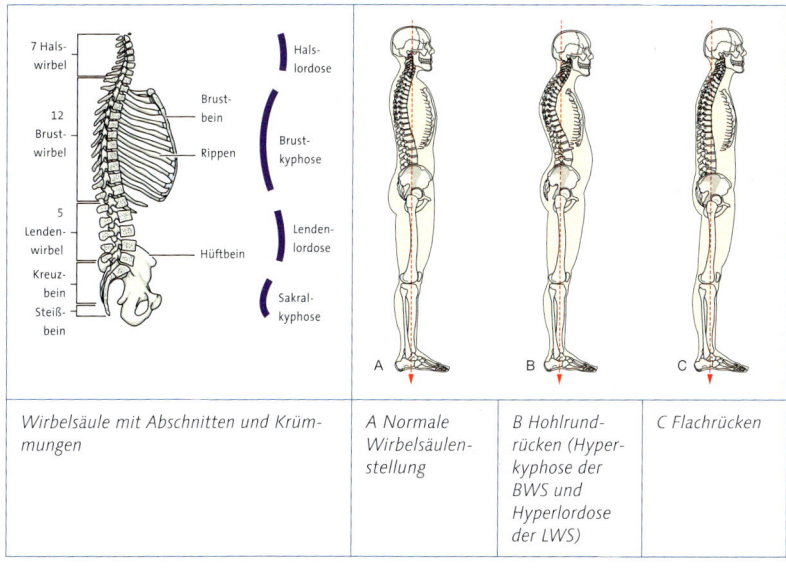

| Wirbelsäule mit Abschnitten und Krümmungen | A Normale Wirbelsäulenstellung | B Hohlrundrücken (Hyperkyphose der BWS und Hyperlordose der LWS) | C Flachrücken |

Begriff	Erklärung
Fluor vaginalis	Scheidenausfluss
Follikel	1) Eibläschen im Ovar, 2) Sekretbläschen der Schilddrüse, 3) Haartrichter der Körperhaut
Follikulitis	eitrige Haarbalgentzündung; ugs. Eiterpickel ▶ **Abb. unten**

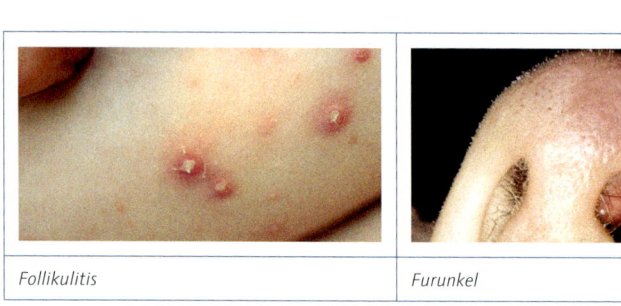

Follikulitis	Furunkel

Formaldehyd (Formalin)	Konservierungsflüssigkeit in Transportröhrchen für Gewebeproben
Fotometrie (Photometrie)	Labormethode zur Konzentrationsmessung, die auf der Messung der Lichtmenge, die die Testlösung durchdringt, beruht
Fragment, das	Knochenbruchstück
Fraktur, die	Knochenbruch ▶ **Abb. unten**

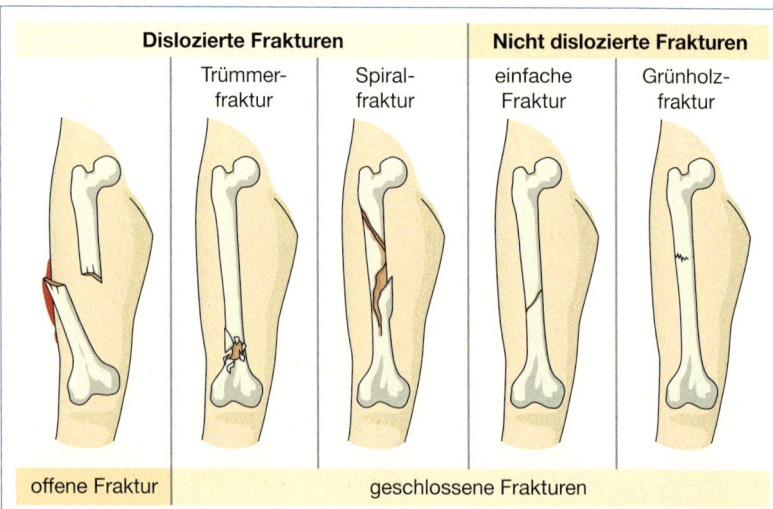

Dislozierte Frakturen		Nicht dislozierte Frakturen	
Trümmerfraktur	Spiralfraktur	einfache Fraktur	Grünholzfraktur

offene Fraktur | geschlossene Frakturen

Begriff	Erklärung
Frequenz, die (lat. = Häufigkeit)	1) Eigenschaft von Wellen, z. B. Schallwellen, 2) Herzschlagfolge
Frontalebene	Stirnebene; „wie ein Brett vor dem Kopf"
FSH (**F**ollikel **s**timulierendes **H**ormon)	Hypophysenhormon, das Follikel- und Östrogenbildung in den Ovarien anregt
FSME (**F**rüh**s**ommer-**M**eningo**e**nzephalitis)	virale Gehirn(haut)entzündung nach Zeckenstich
fT_3; fT_4	freie, d. h. nicht an Plasmaeiweiß gebundene Schilddrüsenhormone T_3 und T_4
fulminant	schnell und heftig verlaufend
fulminante Hepatitis (foudroyante Hepatitis)	schneller, organzerstörender Verlauf einer Virushepatitis bei vorgeschädigter Leber
Fundoplicatio	operative Verengung des gastroösophagealen Übergangs bei therapierefraktärem Reflux
Fundoskopie	Betrachtung des Augenhintergrundes ▶ Abb. S. 87
Fundus (lat. = Grund)	1) Magenkuppel, 2) Gebärmuttergrund, 3) Augenhintergrund ▶ Abb. S. 54, 57
fungistatisch	pilzhemmend (bzgl. Desinfektionsmittel)
fungizid	pilztötend
Furunkel	eitrige Entzündung mehrerer Haarfollikel mit Gewebeeinschmelzung; vgl. ▶ Follikulitis ▶ Abb. S. 52
G	1) **G**iga (Faktor 10^9), 2) ▶ **G**auge
Gangrän	lokaler Gewebstod beim Lebenden durch mangelnde Blutversorgung; vgl. ▶ Nekrose ▶ Abb. S. 96
Gaster (Ventriculus)	Magen ▶ Abb. S. 54
Gastrektomie	chirurgische Magenentfernung
Gastrin	Hormon, das die Magensäurebildung anregt
Gastritis	Magenschleimhautentzündung; 1) akut durch Stress, Infektionen, Medikamente, 2) chronisch: Typ A (autoimmun), Typ B (H. pylori), Typ C (v. a. durch NSAR)

A-Gastritis entsteht **a**utoimmun im **A**lter, bei **B**-Gastritis **b**eißen **B**akterien, und die **C**-Gastritis ist **c**hemisch bedingt.

Gastroenteritis	Magen-Darm-Infektion; meistens virale Infektion mit Erbrechen und Durchfall
Gastroenterologe	Magen-Darm-Facharzt (Internist)

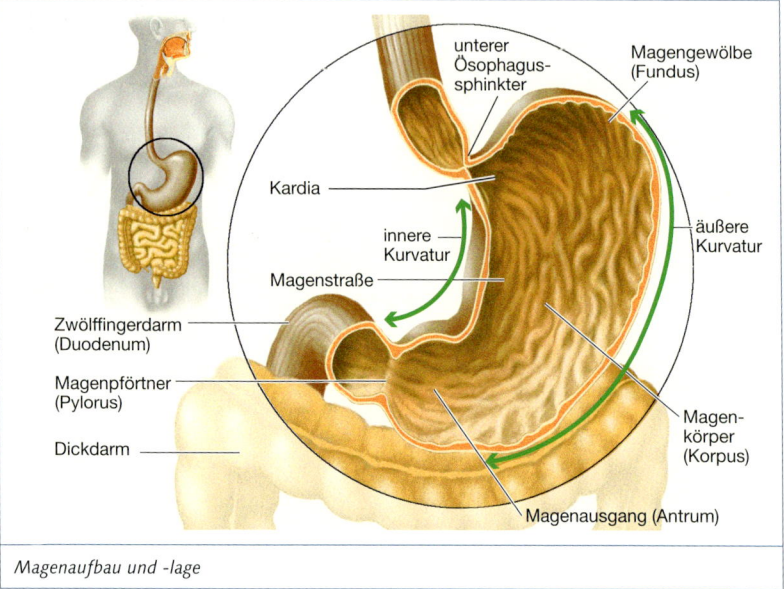

Magenaufbau und -lage

Begriff	Erklärung
Gastrointestinaltrakt (GI-Trakt)	Magen-Darm-Trakt; Verdauungstrakt; definiert als Magen, Dünn- und Dickdarm ▶ Abb. S. 55
Gastroskop	biegsames Endoskop zur Magenspiegelung
Gastroskopie (Ösophago-**G**astro-**D**uodenoskopie; ÖGD)	Magenspiegelung; Endoskopie des Magens, bei der auch Ösophagus und Duodenum inspiziert werden
Gauge (G)	Maßeinheit der (äußeren) Kanülendicke; je höher die Zahl, desto dünner die Kanüle
Geburtsphasen	1) Eröffnungsphase vom Wehenbeginn bis zur vollständigen Muttermundöffnung, 2) Austreibungsphase bis zum Austritt des Kindes, 3) Nachgeburtsphase bis zum Plazentaaustritt; dann folgt das ▶ Wochenbett
Gelbkörper (Corpus luteum)	Rest des Follikels (Eibläschens), das nach dem Eisprung Gelbkörperhormon bildet ▶ Abb. S. 90
Gelbkörperhormone (Gestagen, Progesteron)	vom Gelbkörper bzw. in der SS von der Plazenta gebildete Hormone; sog. Schwangerschaftsschutzhormone ▶ Abb. S. 90
Gen	Teil der Erbinformation der Zelle

Begriff	Erklärung
Generikum	Arzneimittel mit nicht patentgeschütztem Wirkstoff; Nachahmerpräparat
Genitalorgane	Geschlechts-/Fortpflanzungsorgane ▶ Abb. S. 56
GERD (engl. = **g**astro-**e**sophageal **r**eflux **d**isease)	gastroösophageale ▶ Refluxkrankheit
Gerinnungsfaktoren I-XIII	Eiweißstoffe im menschlichen Blut, die für die Blutgerinnung notwendig sind
Geschwür	▶ Ulkus; Ggs. Geschwulst; ▶ Tumor

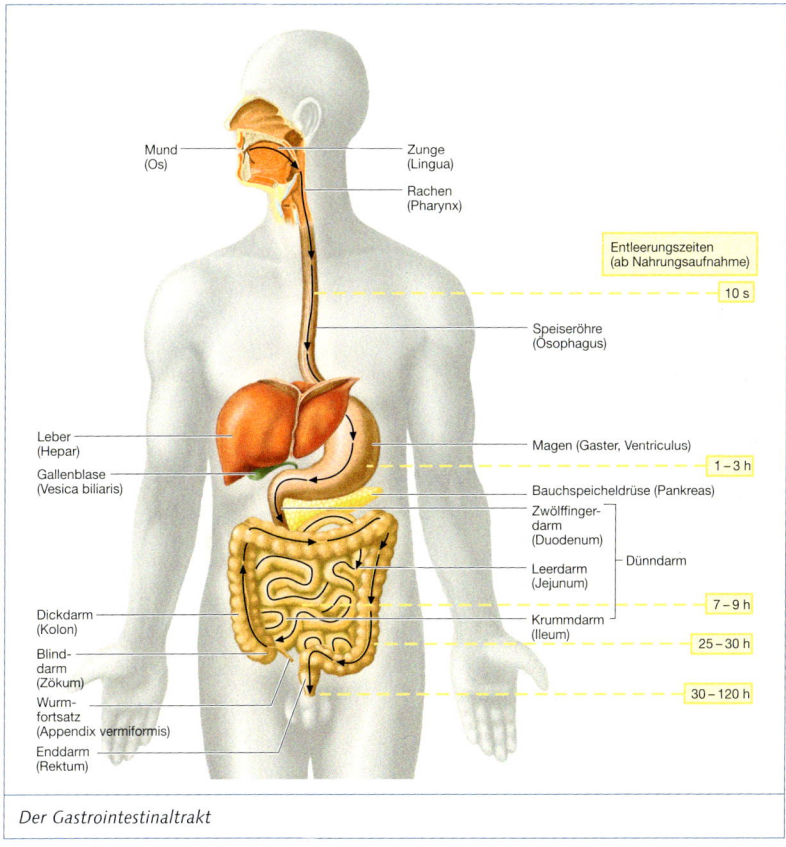

Mund (Os)
Zunge (Lingua)
Rachen (Pharynx)

Entleerungszeiten (ab Nahrungsaufnahme)
10 s

Speiseröhre (Ösophagus)

Leber (Hepar)
Magen (Gaster, Ventriculus)
1 – 3 h

Gallenblase (Vesica biliaris)
Bauchspeicheldrüse (Pankreas)
Zwölffingerdarm (Duodenum)
Leerdarm (Jejunum)
Dünndarm

Dickdarm (Kolon)
Krummdarm (Ileum)
7 – 9 h

Blinddarm (Zökum)
25 – 30 h

Wurmfortsatz (Appendix vermiformis)
30 – 120 h

Enddarm (Rektum)

Der Gastrointestinaltrakt

Begriff	Erklärung
Gesichtsfeld	Blickfeld; 1) unter dem Mikroskop, 2) einsehbarer Bereich beim Geradeaussehen
Gestation (Gravidität)	Schwangerschaft (SS)
Gestationsalter	aktueller Entwicklungsstand einer Schwangerschaft; in Schwangerschaftswochen (SSW) angegeben
Gestationsdiabetes	Schwangerschaftsdiabetes; Diabetes, der in der SS erstmalig auftritt und sich danach zurückbilden kann; vgl. ▶ Diabetes Typ 2
Giardiasis	Darmkrankheit durch das Protozoon Giardia lamblia
Gicht	Stoffwechselerkrankung mit erhöhtem Harnsäurespiegel und ggf. Gichtarthritis
Gichtarthritis (Arthritis urica)	Gelenkentzündung durch Harnsäureablagerungen; vgl. ▶ Hyperurikämie
Giemen	sog. spastisches Nebengeräusch der Atmung, wie Pfeifen; typ. für Asthma und COPD

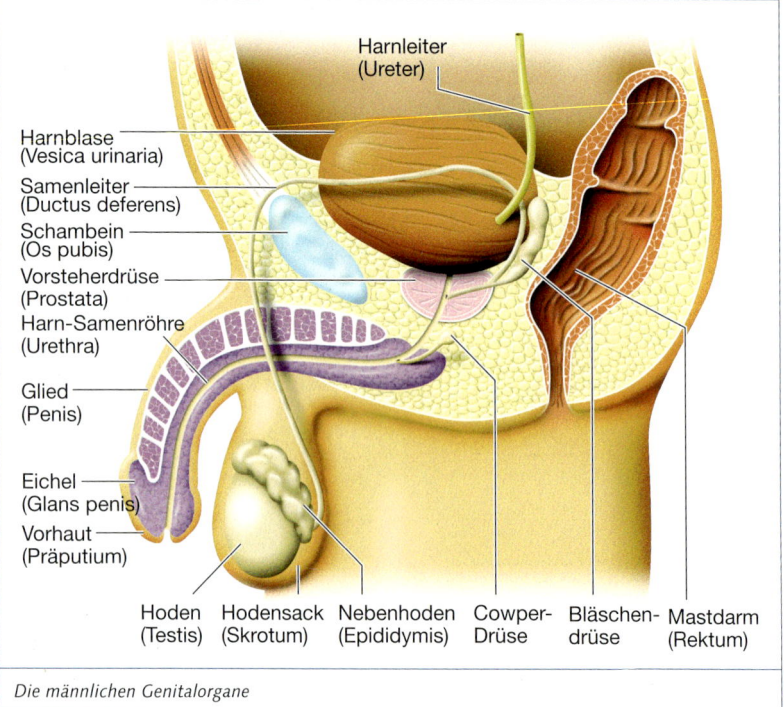

Die männlichen Genitalorgane

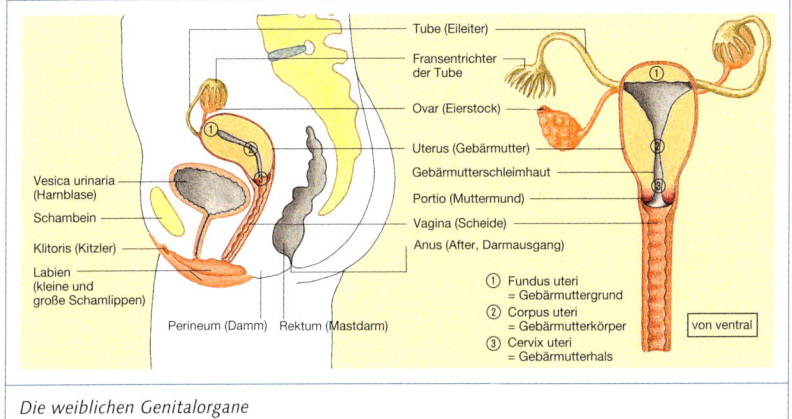

Die weiblichen Genitalorgane

Begriff	Erklärung
Gilchrist-Verband (nach Th. Gilchrist)	Ruhigstellungsverband für das Schultergelenk nach Luxation oder Fraktur
GI-Trakt	▶ **G**astro**i**ntestinaltrakt ▶ Abb. S. 55
GKV	**G**esetzliche **K**ranken**v**ersicherung(en)
Glandula (Gl.)	Drüse, z. B. Gl. thyroidea (Schilddrüse)
Glandula parotis (Gl. parotis; Parotis)	Ohrspeicheldrüse; größte Speicheldrüse (paariges Organ) ▶ Abb. S. 104
Glans penis	Eichel; Penisspitze mit der Urethraöffnung ▶ Abb. S. 56
Glaukom, das (Glaukoma)	grüner Star; fortschreitender Sehnervschaden v. a. durch erhöhten Augeninnendruck
Glomerulonephritis	Nierenkörperchenentzündung; Autoimmunkrankheit, z. B. nach Scharlach
Glomerulus, der (Mz. Glomeruli)	Gefäßknäuel in der Nierenrinde, das den Primärharn durch Filterung von Blut herstellt ▶ Abb. S. 58
Glukagon	Pankreashormon, das den BZ steigert; Gegenspieler des Insulins
Glukose	Traubenzucker; Zuckerart, die den Blutzuckerspiegel (BZ) bestimmt ▶ Abb. S. 122
glykiertes Hämoglobin	mit Zucker verbundenes Hämoglobin, z. B. ▶ HbA$_{1c}$; sog. Langzeit-Blutzucker ▶ Tab. S. 157
Glukosetoleranz	Fähigkeit des Stoffwechsels zur richtigen Glukoseverwertung
Glukosetoleranztest	▶ oraler Glukose-Toleranztest ▶ Abb. S. 101

Begriff	Erklärung
🎨 **Glykogen**	Speicherform der Glukose in Leber und Muskulatur; sog. tierische Stärke ▶ Abb. S.122
GOÄ	**G**ebühren**o**rdnung für **Ä**rzte (Grundlage der Leistungsab-rechnung für Privatpatienten)
GOP (Mz. GOPs)	**G**ebühren**o**rdnungs**p**osition des EBM
🎨 **Gonadotropine**	Hormone aus der Hypophyse, die endokrine Drüsen anre-gen; z.B. LH, FSH, TSH ▶ Abb. S.66
Gonarthrose	Kniegelenksarthrose
Gonorrhoe	bakterielle Geschlechtskrankheit; Erreger: Gonokokken; ugs. Tripper
🎨 **Gramfärbung** (nach H. Gram)	Färbemethode zur Unterscheidung von Bakterien in gram-positiv und gramnegativ ▶ Abb. unten
gramnegativ	nach Gram rot gefärbte Bakterien mit relativ dünner Zell-wand, z.B. E. coli, Salmonellen
🎨 **grampositiv**	nach Gram blau gefärbte Bakterien mit relativ dicker Zell-wand, z.B. Streptokokken ▶ Abb. unten
🎨 **Granulozyt** (wörtl. = Körnchenzelle)	Leukozytenart mit gekörntem Zytoplasma und meist geteil-tem Kern; sog. Mikrophage ▶ Abb. S.37
Gravida	Schwangere

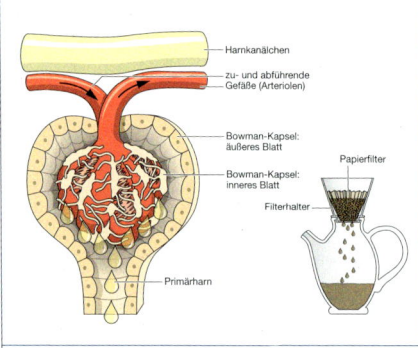

Glomerulus: Primärharngewinnung durch Filterung

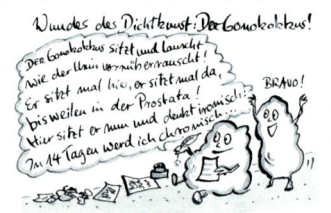

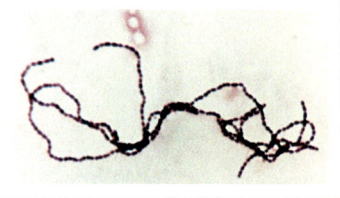

Streptokokken in der Gramfärbung

Begriff	Erklärung
Gravidität (Gestation)	Schwangerschaft; Zeit von der Konzeption bis zur Geburt (266 Tage/38 Wo.); ggf. ab 1. Tag der letzten Regel gerechnet (280 Tage/40 Wo.)
grippaler Infekt	akute, meist leicht verlaufende virale Atemwegsinfektion; vgl. ▶ Influenza
Grippe	▶ Influenza; Virusgrippe
Grünholzfraktur	nicht verschobene Fraktur mit intaktem Periost (Knochenhaut) ▶ Abb. S. 52
H_2-Blocker	Medikamente, die die Magensäureproduktion leicht hemmen, z. B. Ranitidin, Cimetidin
habituell (lat. = gewohnheitsmäßig)	wiederkehrend; z. B. h. Abort: mehrfache Fehlgeburt; h. Luxation: mehrmalige Verrenkung desselben Gelenks
Hallux valgus	erworbene Zehen- und Fußdeformität; sog. Ballenzehe; Risikofaktor: Spreizfuß ▶ Abb. unten
hämatogene Infektion	Infektion (z. B. der Harnwege) durch Keimverschleppung mit dem Blutstrom
Hämatokrit (Hkt)	prozentualer Zellanteil des Blutvolumens
Hämatom	Bluterguss
Hammerzehe	erworbene Zehenverkrümmung ähnlich der Form eines Klavierhammers

Hallux valgus und Hammerzehe bds.

Begriff	Erklärung
Hämodialyse	▶ Dialyse
Hämoglobin (Hb)	roter Blutfarbstoff ▶ Tab. S. 153
Hämolyse (griech. = Blutauflösung; Adj. hämolytisch)	Platzen von Erythrozyten; 1) Blutabnahmefehler: langes Stauen, Schütteln oder langes Lagern der Probe, 2) im Körper bei Krankheiten mit Erythrozenzerfall
Hämophilie (Bluterkrankheit)	erbliche Blutgerinnungsstörung durch Mangel an Faktor VIII oder IX
Hämophilus influenzae	Bakterium; Erreger schwerer Atemwegsinfektionen, bei Kindern auch Epiglottitis und Meningitis; vgl. ▶ Hib)
Hämoptoe	Bluthusten
Hämorrhoidalleiden	Schwellung und/oder Entzündung des Hämorrhoidalgeflechts (Blutgefäßpolster, das für den Feinabschluss des Anus sorgt)

Begriff	Erklärung
Harninkontinenz	unwillkürlicher Harnverlust; 1) Belastungs- bzw. Stressinkontinenz; Urs. Alter bzw. Beckenbodenschwäche, 2) Dranginkontinenz bei überaktivem Blasenentleerungsmuskel
Belastungsinkontinenz passiert beim Husten, Niesen und Lachen – die Dranginkontinenz passiert bei Karstadt, Kaufhof und Hertie.	
harnpflichtige Stoffe (harnpflichtige Substanzen)	Stoffwechselprodukte, die mit dem Harn ausgeschieden werden müssen, z. B. Harnstoff, Harnsäure und Kreatinin
Harnsediment (Urinsediment)	mikroskopische Untersuchung des Bodensatzes von zentrifugiertem Harn
Harnstatus	komplette Urinuntersuchung, bestehend aus Urin-Streifentest und Harnsediment
Harnverhalt	Unfähigkeit, die volle Blase zu entleeren
Harnweginfektion (Harnwegsinfektion; HWI)	meist bakterielle Infektion (ggf. in Teilen) der ableitenden Harnwege: 1) Urethritis, 2) Zystitis, 3) Pyelonephritis ▶ Abb. unten
Hashimoto-Thyroiditis (nach H. Hashimoto)	Autoimmunentzündung der Schilddrüse, die auf Dauer zur Hypothyreose führt
Hautkrebs	maligner Hauttumor; 1) Melanom: schwarzer Hautkrebs, 2) Spinaliom, 3) Basaliom; 2), 3) und aktinische Keratose: heller Hautkrebs ▶ Abb. S. 61

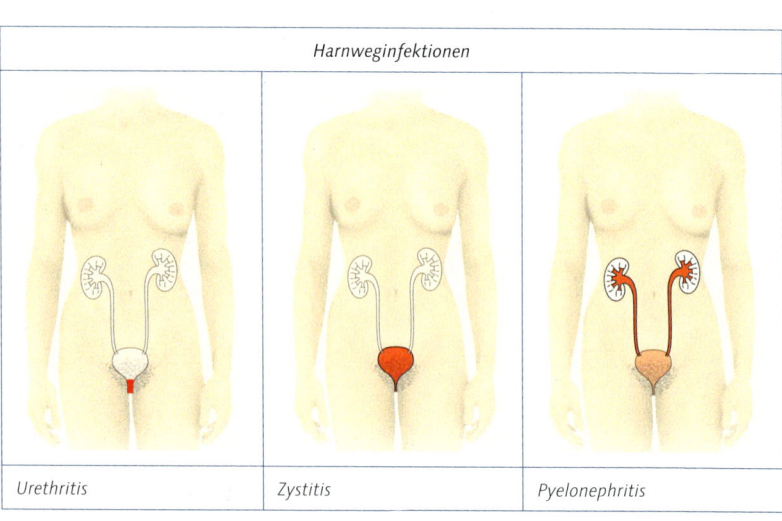

Harnweginfektionen

| Urethritis | Zystitis | Pyelonephritis |

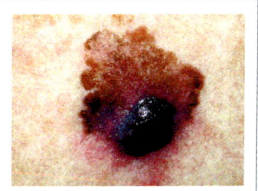	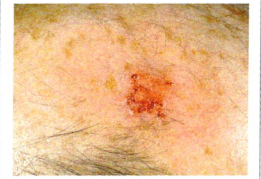	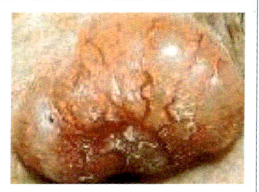
Melanom (schwarzer Hautkrebs)	*Spinaliom*	*Basaliom (häufigster heller Hautkrebs)*

Begriff	Erklärung
HAV	**H**epatitis-**A**-**V**irus
HbA$_{1c}$ (Hämoglobin A$_{1c}$)	Hämoglobinanteil, der bei Hyperglykämie Glukose bindet und so über ca. 8 Wochen erhöhte BZ-Werte dokumentiert ▶ Tab. S. 153
HBs-Ag (**H**epatitis-**B**-Virus-**s**urface-**A**ntigen)	Hepatitis-B-Virus-Oberflächen-Antigen; nachweisbar bei infektiösen Hep.-B-Patienten ▶ 🐴 S. 15
HBV	**H**epatitis-**B**-**V**irus
HBV-DNA	Erbsubstanz des Hepatitis-B-Virus; der Nachweis beweist Infektiosität
HCG (**h**umanes **C**horiongonadotropin)	Schwangerschaftshormon; wird beim SS-Test im Urin nachgewiesen
HCV	**H**epatitis-**C**-**V**irus
HCV-RNA	Erbsubstanz des Hepatitis-C-Virus; der Nachweis beweist Infektiosität
HDL-Cholesterin (HDL)	**H**igh-**D**ensity-**L**ipoprotein-Cholesterin; nützlicher Cholesterinanteil; vgl. ▶ LDL ▶ Tab. S. 155 ▶ 🐴 S. 155
Helicobacter pylori (HP; Hp)	Bakterium, das Gastritis, Ulkus ventrikuli und Magenkarzinom erzeugen bzw. fördern kann; vgl. ▶ Eradikationstherapie; ▶ Gastritis
Hemiparese (-plegie)	Halbseitenlähmung (Halbseitenschwäche)
Hepar	Leber ▶ Abb. S. 62
Heparin	gerinnungshemmendes Medikament; nur parenteral (s. c., i. v., ggf. kutan) anwendbar
Hepatitis	Leberentzündung (infektiös, toxisch, autoimmun oder kombiniert)
Hepatitisserologie	Labortests des Blutserums, die zeigen, ob ein Patient an Virushepatitis erkrankt ist oder war

A B C D E F G **H** I J K L M N O P Q R S T U V W X Y Z

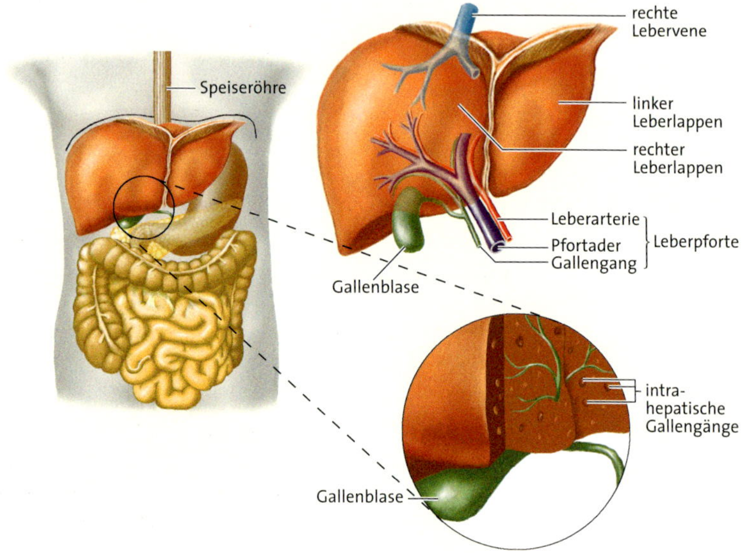

rechte
Lebervene

linker
Leberlappen

rechter
Leberlappen

Speiseröhre

Leberarterie
Pfortader   } Leberpforte
Gallengang

Gallenblase

intra-
hepatische
Gallengänge

Gallenblase

Leber (Hepar)

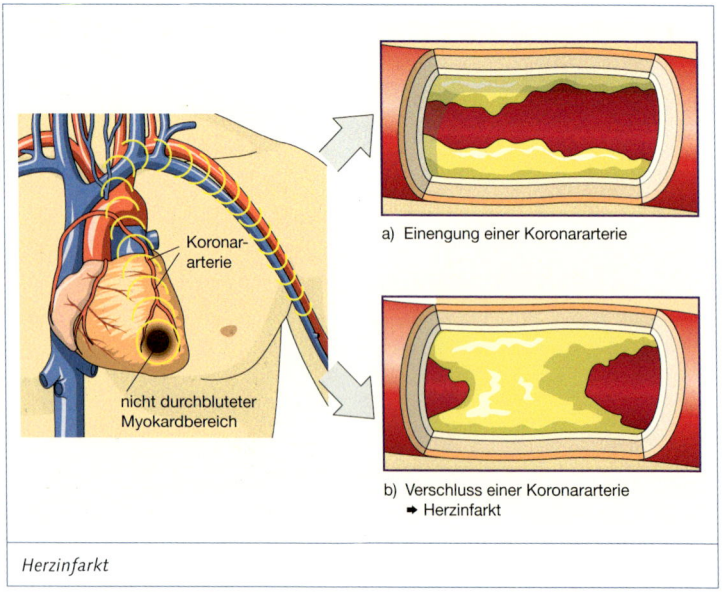

Koronar-
arterie

nicht durchbluteter
Myokardbereich

a) Einengung einer Koronararterie

b) Verschluss einer Koronararterie
➡ Herzinfarkt

Herzinfarkt

Begriff	Erklärung
hepatotoxisch	leberschädlich
Hernie (sprich „herni-je")	Eingeweidebruch; Hervortreten („Hervorbrechen") von Bauchorganen durch natürliche oder erworbene Schwachstellen der Bauchwand, z. B. Leistenhernie
Herpes simplex	Virusinfektion der Haut durch HSV (Herpes-simplex-Virus); z. B. Lippenherpes
Herpes zoster (Kw. Zoster)	Gürtelrose; Aufflammen einer chronischen VZV-Infektion Jahre nach Varizellen ▶ Abb. unten
Hertz (Hz; nach H. Hertz)	Einheit für die Frequenz von Wellen; 1 Hz = 1 Welle/sec, 1 kHz = 1000 Wellen/sec
Herzaktion	zweiphasige Herzaktion bzw. -tätigkeit, bestehend aus Systole und Diastole ▶ Abb. S. 36
Herzfrequenz	Herzschlagfolge; Anzahl Herzaktionen/min
Herzinfarkt (HI; Myokardinfarkt; MI)	Nekrose eines Herzmuskelbezirks durch akuten Verschluss einer Koronararterie ▶ Abb. S. 62
Herzinsuffizienz	Herzschwäche; Unfähigkeit des Myokards, die erforderliche Pumpleistung zu erbringen; 1) Rechtsherzinsuffizienz, 2) Linksherzinsuffizienz, 3) globale Herzinsuffizienz (1) und (2), 4) terminale Herzinsuffizienz (Endstadium)

Rechtsherzinsuffizienz macht **r**ichtig dicke Beinödeme, **L**inksherzinsuffizienz macht **L**uftnot und **L**ungenödem, bei **G**lobalinsuffizienz ist das **g**anze Herz schwach, **t**erminale Herzinsuffizienz ist **t**ödlich.

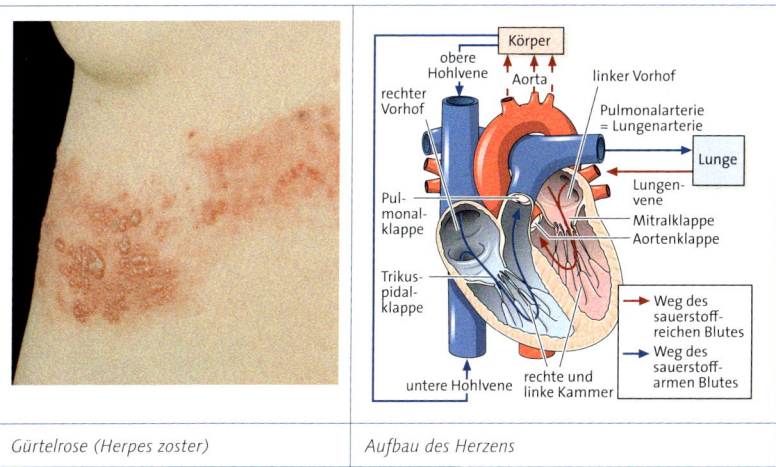

| *Gürtelrose (Herpes zoster)* | *Aufbau des Herzens* |

Bestandteile der Abbildung „Aufbau des Herzens":
Körper; obere Hohlvene; Aorta; linker Vorhof; rechter Vorhof; Pulmonalarterie = Lungenarterie; Lunge; Lungenvene; Mitralklappe; Aortenklappe; Pulmonalklappe; Trikuspidalklappe; untere Hohlvene; rechte und linke Kammer; Weg des sauerstoffreichen Blutes; Weg des sauerstoffarmen Blutes

Begriff	Erklärung
Herzklappe	ventilartige Teile des Herzens, die die Richtung des Blutstroms bestimmen ▸ Abb. S. 63
Die vier Herzklappen: **T**üchtig **p**ulsiert **m**eine **A**orta (**T**rikuspidalklappe, **P**ulmonalklappe, **M**itralklappe, **A**ortenklappe)	
Herzklappenfehler	▸ Vitium
Herzschrittmacher (Schrittmacher; SM; engl. Pacemaker; PM)	batteriebetriebenes implantierbares Gerät, das v. a. bei bradykarden Herzrhythmusstörungen die fehlende Sinusknotenfunktion ersetzt ▸ Abb. S. 65
Herztod, plötzlicher	▸ Rhythmustod durch Kammerflimmern
Hiatus	Zwerchfelllücke für Ösophagus, Aorta usw.
Hiatushernie	Zwerchfellbruch; erweiterte Zwerchfelllücke
Hib (**H**ämophilus **i**nfluenzae Typ **b**)	1) Hämophilus-Typ b; kann bei Kleinkindern Epiglottitis und Meningitis hervorrufen; 2) Impfung z. B. 6-fach als TdaPHepBHibIPV
His-Bündel (nach W. His)	Teil des Reizleitungssystems des Herzens ▸ Abb. S. 117
Histologie	Gewebelehre
histologisch	die Gewebelehre bzw. den feingeweblichen Befund (einer Gewebeprobe) betreffend

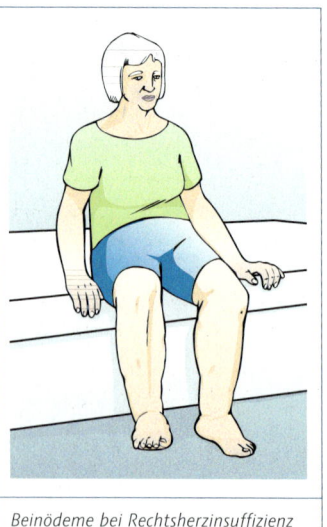

Beinödeme bei Rechtsherzinsuffizienz

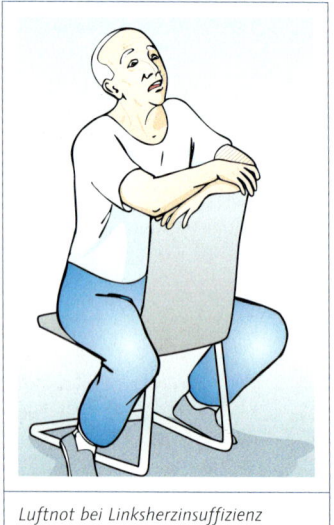

Luftnot bei Linksherzinsuffizienz

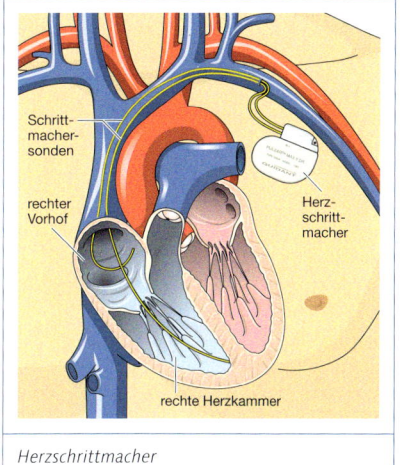

Herzschrittmacher

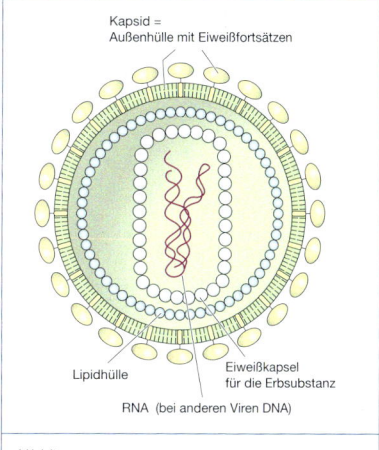

HI-Virus

Begriff	Erklärung
HIV (Humanes **I**mmunschwäche-**V**irus)	menschliches Immunschwäche-Virus; Erreger der Krankheit ▶ Aids ▶ Abb. oben
HIV-Test	Bluttest, der Antikörper gegen HIV nachweist und so nach ca. 6–12 Wochen eine HIV-Infektion beweist; fälschlich „Aids-Test"
Hodenhochstand	▶ Kryptorchismus ▶ Abb. S. 81
Homöopathie (griech. = ähnliches Leiden)	naturheilkundliche Therapierichtung, die extrem verdünnte, sog. potenzierte Arzneistoffe verwendet, z. B. D6, C100
Horizontalachse	Querachse; „wie eine Reckstange"
Hormon	Botenstoff, der Funktionsänderungen im Körper bewirkt ▶ Abb. S. 66
Hormonersatz-therapie (HET)	Östrogen- und ggf. Gestagengaben gegen Wechseljahrsbeschwerden
Hospitalkeim	Krankenhauskeim; gefährlicher Erreger, der sich unter bestimmten Bedingungen in Kliniken bildet und verbreitet, z. B. ▶ MRSA
HPV (Humane **P**apilloma-**V**iren)	Haut- und Genitalwarzen-Viren, von denen einige das Zervixkarzinom begünstigen
Hüftdysplasie	angeborene Hüftfehlbildung bzw. -luxation
Humaninsulin (lat. humanus = menschlich)	Insulin, das dem menschlichen Insulin genau entspricht; wird gentechnisch hergestellt

Begriff	Erklärung
Humerus	Oberarmknochen ▶ Abb. S. 127
HWI	1) **H**arn**w**eg**i**nfektion, 2) **H**inter**w**and**i**nfarkt
HWS	**H**als**w**irbel**s**äule ▶ Abb. S. 144
HWS-Schleudertrauma	Verletzung von Muskeln und Bändern durch Vor- und Zurückschleudern der HWS, z. B. bei einem Auffahrunfall ohne Kopfstütze
Hyaluronsäure	Bestandteil von Knorpel und Synovia
Hymen	ring- oder halbringförmige Schleimhautfalte am Eingang der Vagina; „Jungfernhäutchen"
Hyperämie	verstärkte Durchblutung
Hypercholesterin-ämie	Fettstoffwechselstörung mit erhöhtem Cholesterinspiegel ▶ Tab. S. 155
Hyperemesis gravidarum	verstärktes Schwangerschaftserbrechen
Hyperglykämie	erhöhter Blutzuckerspiegel ▶ Tab. S. 157

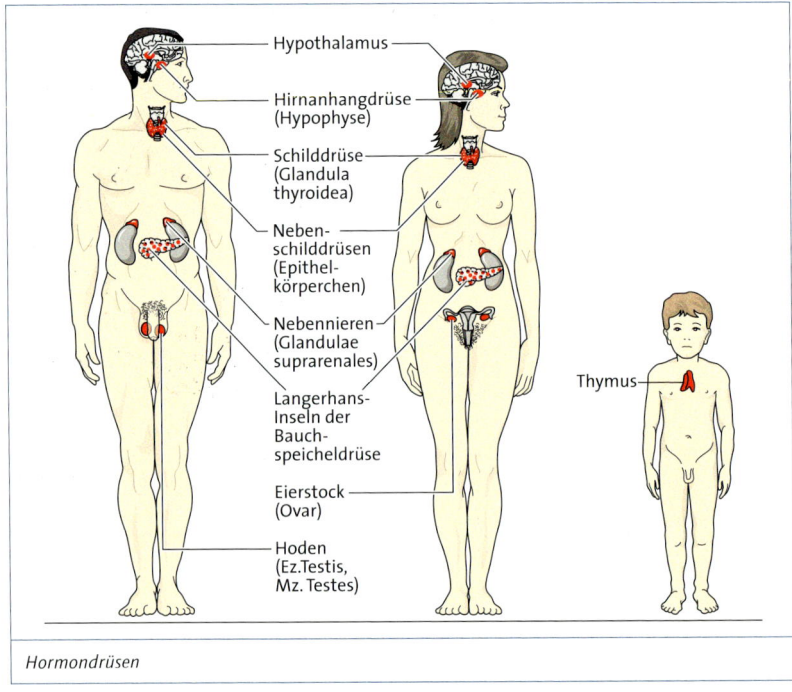

Hypothalamus

Hirnanhangdrüse (Hypophyse)

Schilddrüse (Glandula thyroidea)

Neben-schilddrüsen (Epithel-körperchen)

Nebennieren (Glandulae suprarenales)

Langerhans-Inseln der Bauch-speicheldrüse

Eierstock (Ovar)

Hoden (Ez. Testis, Mz. Testes)

Thymus

Hormondrüsen

Begriff	Erklärung
Hyperimmun-globulin	Antikörper-Konzentrat gegen Krankheitserreger von Menschen, die gegen diese immun sind; vgl. ▶ Passivimpfung
Hyperinsulinämie	zu hoher Insulinspiegel
Hyperkeratose	verstärkte Verhornung der Haut (Schwiele)
Hyperkyphose	verstärkte Dorsalbiegung der Wirbelsäule, z. B. der Brustwirbelsäule: sog. Buckel ▶ Abb. S. 51
Hyperlipidämie (Hyperlipoprotein-ämie; Dyslipidämie; Dyslipoproteinämie)	Fettstoffwechselstörung (Oberbegriff); die verschiedenen Begriffe bedeuten das Gleiche, da die Blutfette (Lipide) von Proteinen als Lipoproteine transportiert werden
Hyperlordose	verstärkte Biegung der Wirbelsäule nach ventral; lumbale H.: syn. Hohlkreuz ▶ Abb. S. 51
Hypermenorrhö (Menorrhagie)	zu starke Menstruation
Hyperopie	Weitsichtigkeit
hyperosmolares Koma (ketoazidoti-sches bzw. hyperglyk-ämisches Koma)	Koma bei Typ-1-Diabetikern durch extreme Hyperglykämie und Ketoazidose; das Blut wird „eingedickt" (hyperosmolar) durch den hohen Wasserverlust bei Glukosurie

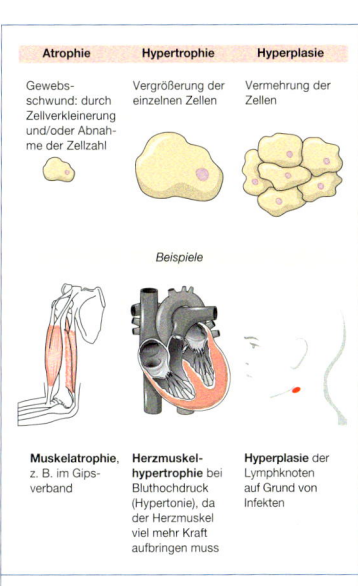

Gewebeveränderungen

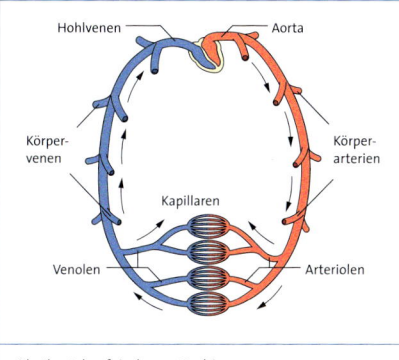

Blutkreislauf (schematisch)

Begriff	Erklärung
Hyperplasie (Adj. hyperplastisch)	Organvergrößerung durch Zellzahlvermehrung; vgl. ▸ Hypertrophie ▸ Abb. S. 67
hypertensive Herzerkrankung	Herzmuskelschädigung durch langjährig unzureichend behandelte Hypertonie
hypertensive Krise	Blutdruckkrise; Hochdruckkrise; plötzlicher RR-Anstieg auf ≥230/130 mmHg; v. a. bei schlecht bzw. nicht behandelter Hypertonie
Hyperthyreose	Schilddrüsenüberfunktion; typ. Symptome: Tachykardie, Schwitzen, Gewichtsverlust
hyperton	erhöhte 1) RR-Werte, 2) Muskelspannung
Hypertonie, arterielle (Hypertonus, arterieller)	Bluthochdruck; für den RR Erwachsener gilt: <120/<80 mmHg: optimal 120–129/80–84 mmHg: normal 130–139/85–89 mmHg: hochnormal 140–159/90–99 mmHg: Hypertonie Grad 1 160–179/100–109 mmHg: Hypertonie Grad 2 ≥180/≥110 mmHg: Hypertonie Grad 3
Hypertoniker	Bluthochdruckpatient/-patienten
Hypertrophie (Verb hypertrophieren)	Organvergrößerung durch Vergrößerung der einzelnen Zellen; vgl. ▸ Hyperplasie ▸ Abb. S. 67
Hyperurikämie	erhöhter Harnsäurespiegel; Gichtvorstufe
Hypoglykämie	erniedrigter Blutzuckerspiegel; Unterzuckerung
Hypomenorrhoe	zu schwache Menstruation
Hypophyse	Hirnanhangdrüse; bildet Steuerungshormone, z. B. LH, FSH, TSH, ADH, Prolaktin ▸ Abb. S. 66
Hyposensibilisierung	▸ Desensibilisierung
Hypothalamus	Teil des Zwischenhirns; steuert die Hormonbildung der Hypophyse durch Freisetzungshormone, z. B. FSH-RH, LH-RH ▸ Abb. S. 66
Hypothyreose	Schilddrüsenunterfunktion; typ. Symptome: Bradykardie, Frieren, Gewichtszunahme usw.
hypoton	bezogen auf RR-Werte: zu niedrig
Hypotonie (arterielle Hypotonie)	Niedrigblutdruck (♀ RR <100/60; ♂ RR <110/60 mmHg); nur bei Beschwerden und Herzinsuffizienz krankhaft
hypovolämischer Schock	Volumenmangelschock; Kreislaufschock durch Blut- bzw. Flüssigkeitsverlust/-mangel
Hypovolämie	Mangel an Blut(volumen) bzw. Blutmenge
Hysterektomie	operative Entfernung des Uterus

Begriff	Erklärung
Hz	▶ Hertz
i. a. (intra**a**rteriell)	(Injektion) in eine Arterie
iatrogen	durch den Arzt bzw. medizinische Maßnahme verursacht, z. B. Organverletzung bei OP
i. c. (intra**k**utan)	(Injektion) in die oberste Hautschicht, z. B. bei Allergietests ▶ Abb. S. 74
I. E. (I. U.)	**I**nternationale **E**inheiten; engl. **U**nits
ICD (engl. = **i**mplantable **c**ardioverter-**d**efibrillator)	schrittmacherähnliches implantiertes Gerät, das bei gefährlichen Herzrhythmusstörungen automatisch ▶ defibrilliert
ICD 10 (**I**nternational **C**lassification of **D**iseases)	Internationales System der Diagnoseerfassung und -verschlüsselung, Version 10; z. B. Asthma bronchiale: ICD J45.9
Ischämie	lokaler Blutmangel; Blutleere
ICR	▶ Inter**k**ostal**r**aum ▶ Abb. S. 41
ICSI (sprich „ixi"; **i**ntra**z**ytoplasmatische **S**permien**i**njektion)	Methode zur künstlichen Befruchtung: ein ausgewähltes Spermium wird in die Eizelle eingespritzt; vgl. ▶ IVF
ICT (intensivierte **k**onventionelle Insulin**t**herapie)	anspruchsvolles Therapieprinzip für optimale BZ-Kontrolle bei Diabetes mellitus; syn. Basis-Bolus-Therapie ▶ Abb. S. 73
IgA (**I**mmun**g**lobulin **A**)	Schleimhautantikörper; Blutspiegel bei Immundefekten erniedrigt
IgE (**I**mmun**g**lobulin **E**)	Antikörper, die bei Allergien vermehrt sind
IgG (**I**mmun**g**lobulin **G**)	Antikörper, die vor ≥ 6 Monaten gebildet wurden; Zeichen zurückliegender Infektion
IgM (**I**mmun**g**lobulin **M**)	Antikörper, die vor < 6 Monaten gebildet wurden; Zeichen frischer Infektion
Ikterus	Gelbsucht; sichtbare Gelbfärbung von Haut und Schleimhaut durch Bilirubineinlagerung; 1) bei Hämolyse, 2) bei Leberkrankheit, 3) bei Gallengangverschluss
Ileitis (sprich „ile-itis")	Entzündung des Ileums; vgl. M. ▶ Crohn

Begriff	Erklärung
Ileitis terminalis (Crohn)	Entzündung des distalen Ileumteils; M. ▶ Crohn
Ileozökalklappe	Einmündung des Ileums in das Zökum
Ileum	Krummdarm; längster Dünndarmabschnitt; zwischen Jejunum und Zökum ▶ Abb. S. 55
Ileus	Darmverschluss
Iliosakralgelenk (ISG)	Kreuzbein-Darmbein-Gelenk ▶ Abb. S. 24
i.m. (**intra**muskulär)	(Injektion) in einen Muskel, z. B. M. glutaeus medius, M. deltoideus ▶ Abb. S. 72
Immersion	▶ Ölimmersion; Mikroskopiertechnik
Immobilisation	Ruhigstellung; 1) einer verletzten Extremität, 2) eines Kranken im Sinne von Bettruhe
immun	unempfindlich gegen einen Krankheitserreger, gefeit
Immunantwort	Reaktion des Immunsystems auf ein Antigen
Immunglobulin	Antikörper gegen Krankheitserreger; 1) im Serum messbar, 2) aus Spenderblut als Medikament (Passivimpfstoff) einsetzbar
Immunisierung	▶ Impfung
Immunität	erworbener spezifischer Schutz gegen Krankheitserreger durch Impfung oder überstandene Infektionskrankheit
Immunstimulans (Mz. Immunstimulanzien)	die Immunabwehr anregendes Arzneimittel, z. B. Interferon; Ggs. Immunsuppressivum
Immunsuppressivum	Immunabwehr schwächendes Arzneimittel
Immunsystem	körpereigenes Abwehrsystem
Impfung (Schutzimpfung; Immunisierung)	Erzeugung von Infektionsschutz durch Impfstoffgabe; 1) Aktivimpfung (Antigene), 2) Passivimpfung (fertige Antikörper)
Implantation	chir. Einpflanzen (z. B. Herzschrittmacher)
Inappetenz	Appetitmangel; fehlender Appetit
Indikation (Adj. indiziert)	Heilanzeige; Grund zur Anwendung eines Medikaments oder einer medizinischen Maßnahme; Ggs. Kontraindikation
Infekt, der	Kw. für leichte Infektionskrankheit
Infektion, die	Ansteckung; Eindringen von Krankheitserregern und ihre Vermehrung im Körper
Infektionskrankheit	Krankheit durch pathogene Mikroorganismen

Begriff	Erklärung
infektiös	ansteckend; erregerhaltig
inferior	der Untere, unten
Infiltration (Verb infiltrieren)	Durchsetzen; 1) Einbringen (Injizieren) von Medikamenten in Gewebe, z. B. Lokalanästhetika, 2) Gewebe durchsetzendes Krebswachstum ▶ Abb. S. 138
Influenza	Virusgrippe; echte Grippe; akute Atemwegsinfektion durch Influenzaviren; verläuft zumeist schwerer als ein grippaler Infekt
Infrarotlicht	Licht mit einer Wellenlänge unterhalb des sichtbaren roten Lichts; erwärmt Gewebe
Infusion (Verb infundieren)	Einleiten von Flüssigkeiten in den Körper, (zumeist) in eine Vene; sog. Tropf
Inhalation (Verb inhalieren)	Anwendung von z. B. Arzneistoffen durch Einatmen
inhalativ	Stoffaufnahme durch Einatmen (Inhalation)
Injektion (Verb injizieren)	Einspritzung, Einspritzen von Medikamenten in den Körper; ugs. Spritze ▶ Abb. S. 72
Inkontinenz	unwillkürlicher Harn- oder Stuhlabgang
Inkretin	Darmhormon, das die Insulinfreisetzung nach Mahlzeiten BZ-gesteuert anregt
Inkubation	Bebrütung; 1) Lagerung im Wärmeschrank (Bakterienkultur), 2) Vermehrungsphase von Krankheitserregern im Körper
Inkubationszeit	Zeitspanne zwischen Infektion und Infektionskrankheit (Beginn der Symptome)
Innenrotation	Einwärtsdrehen einer Extremität ▶ Abb. S. 10
inoperabel	nicht operabel, d. h. kann nicht operiert bzw. entfernt werden, z. B. metastasierter Tumor
INR (International Normalized Ratio)	methodenunabhängiges Verfahren zur Messung der ▶ Thromboplastinzeit ▶ Tab. S. 157
Insertionstendopathie (Enthesiopathie)	schmerzhafte Erkrankung eines Sehnenansatzes
Inspektion	Betrachten des Patienten bzw. erkrankter Körperstellen, ggf. mit Lampe und/oder Lupe ▶ 🔑 S. 77; ▶ Abb. S. 78
Inspiration	Einatmung
inspiratorisch	bei der Einatmung
instabile Angina pectoris (akutes Koronarsyndrom)	neu aufgetretene, bei leichter Belastung und in Ruhe auftretende Angina pectoris; ggf. Vorstufe des Herzinfarkts; Notfall

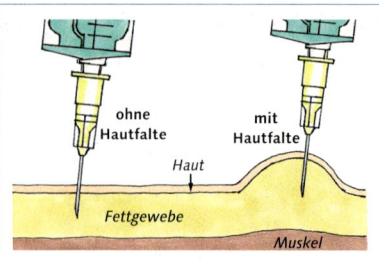

Injektion in das subkutane Fettgewebe bei der
s. c.-Injektion
(mit und ohne Hautfaltenbildung)

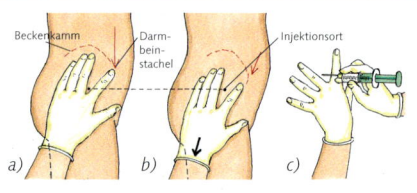

Injektion in den Gesäßmuskel
(Methode nach Hochstetter)
a) Aufsuchen des Injektionsortes
b) Die palpierende Hand wird zu ihrem Schutz vor
der Injektion etwas nach kaudal verlagert.
c) Injektionstechnik

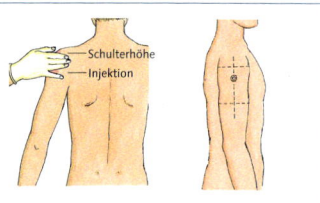

Injektion in den M. deltoideus
(sprich: „delto-ideus")

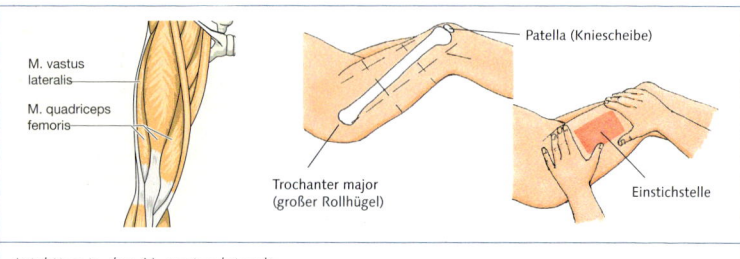

Injektion in den M. vastus lateralis

Begriff	Erklärung
Insuffizienz (Adj. insuffizient)	Schwäche; 1) unzureichende bzw. fehlende Funktion, z. B. Herzinsuffizienz, 2) bzgl. Herzklappen: unvollständiger Schluss
Insulin	BZ senkendes Hormon der Inselzellen des Pankreas; schleust Glukose in Zellen ein; 1) Altinsulin (Normalinsulin): schnell wirksam, Injektion kurz vor den Mahlzeiten, 2) Langzeitinsulin (Basal-, Verzögerungs-, Depot-, NPH-Insulin), Injektion mahlzeitenunabhängig, 3) Mischinsulin aus 1) und 2) zur ▶ CT; vgl. ▶ ICT ▶ **Abb. unten**
Insulinanaloga (Mz.)	chemisch veränderte Insuline mit schnellerem Wirkeintritt als Normalinsulin
Insulinresistenz	mangelnde bzw. nachlassende Insulinwirkung
Insult, apoplektischer	▶ Schlaganfall
Interdigitalmykose	Pilzerkrankung der Zehenzwischenräume, Fußpilz ▶ **Abb. unten**
Interferon	Botenstoff des Immunsystems, z. B. gegen Viren; Therapieeinsatz bei Hepatitis B und C
Interkostalmuskulatur	Zwischenrippenmuskulatur

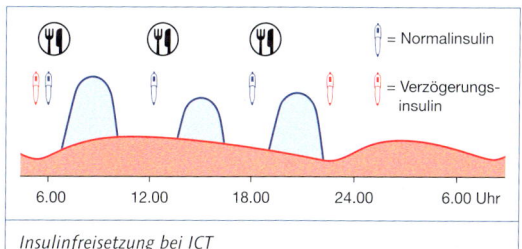

Insulinfreisetzung bei ICT

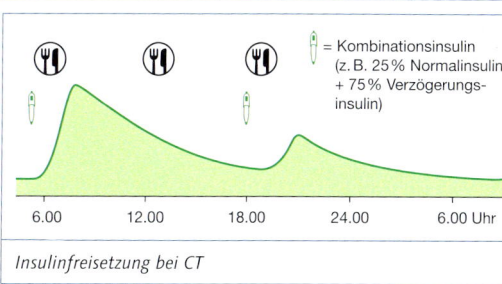

Insulinfreisetzung bei CT

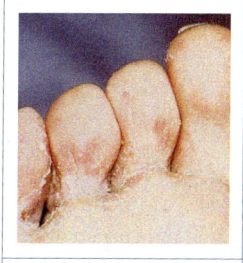

Interdigitalmykose

Begriff	Erklärung
Interkostalnerv	Zwischenrippennerv
Interkostalneuralgie	Nervenschmerz eines Interkostalnervs
Interkostalraum (ICR)	Zwischenrippenraum ▶ Abb. S. 41
Interleukin	Botenstoff des Immunsystems
intermediär	Testergebnis im Antibiogramm: (für ein Antibiotikum) wenig empfindlich
intermittierend	nicht ständig; nur ab und zu auftretend
Interruptio	lat. Unterbrechung; ▶ Abruptio
Intoxikation	Vergiftung; Überdosierung
intraarteriell (i. a.)	Injektionsart: in eine Arterie
intraartikulär	Injektionsart: in ein Gelenk
intraglutäal	Injektionsart: in den Gesäßmuskel; ▶ i.m.-Injektion
intrahepatisch	innerhalb der Leber
intrakutan (i. c.; intracutan)	Injektionsart: in die Haut; sog. Quaddelung

*i. c.-Injektion
(Tuberkulintest)*

Begriff	Erklärung
intramuskulär (i. m.)	Injektionsart: in einen Muskel ▶ Abb. S. 72
intraoperativ	während einer Operation
Intrauterinpessar (IUP)	in die Gebärmutter eingesetztes Gebilde zur Empfängnisverhütung; sog. Spirale
intravenös (i. v.)	Injektions- und Infusionsart: in eine Vene
intrazellulär	im Zellinneren
Intrinsic-Faktor	Stoff aus der Magenschleimhaut, der für die Aufnahme von Vitamin B_{12} benötigt wird
Intubation (Verb intubieren)	Einbringen eines Beatmungsschlauches in die Atemwege eines Patienten, z. B. vor Narkose
invasiv	bzgl. Untersuchungs- und Therapiemethoden: eingreifend; verletzend, Ggs. konservativ
Ion (sprich „Joon")	elektrisch geladenes Teilchen
ionisierende Strahlen	energiereiche Strahlen, die z. B. DNA verändern können, z. B. Röntgenstrahlen
Iontophorese (wörtlich = Ionen-Hineinbringen)	ther. Einschleusen von Wirkstoffen in die Haut mittels Strom-Wasser-Bad

Begriff	Erklärung
IPV (**I**naktivierte **P**olio-**V**akzine)	Totimpfstoff gegen Poliomyelitis; Ggs. der früher übliche orale Lebendimpfstoff, die sog. Schluckimpfung
Iris	Regenbogenhaut des Auges ► Abb. S. 141
Iritis	Regenbogenhautentzündung
irreversibel	unumkehrbar; Ggs. reversibel
ISG	► **I**lio**s**akral**g**elenk ► Abb. S. 24
Isolation	getrennte Unterbringung bei Infektionsgefahr
IUP	► **I**ntra**u**terin**p**essar
i. v.	► **i**ntra**v**enös
IVF (**I**n-**v**itro-**F**ertilisation)	Befruchtung im Laborgefäß; sog. künstliche Befruchtung; vgl. ► ICSI
J	► **J**oule
Jejunum	Leerdarm ► Abb. S. 55
Jo-Jo-Effekt	Effekt sog. Blitzdiäten: Abnahme des Grundumsatzes mit der Folge Gewichtszunahme
Joule (J; nach J. Joule)	Einheit für Energie; vgl. ► Kilojoule
Kachexie	Auszehrung, Abmagerung; vgl. ► Anorexie
kachektisch	ausgezehrt; abgemagert
Kallus	neu gebildeter Knochen an einer Frakturstelle
Kalorie (cal)	Energiemenge; meist kcal (1 kcal = 1000 cal)
Kammerflimmern	schnelle, ungeregelte Herzkammertätigkeit ohne Pump-leistung; ohne Defibrillation tödlich

---

Technik der Kapillarblutentnahme

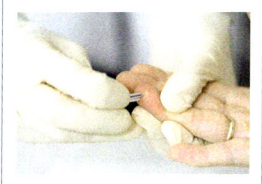

Einstich seitlich an der Fingerspitze des Mittel- oder Ringfingers

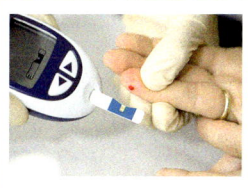

Gewinnung des Blutstropfens mit nur geringem Druck, ggf. Verwerfen des ersten Tropfens

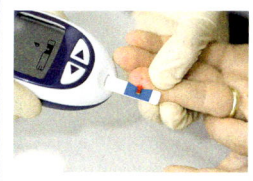

Auftragen des Blutstropfens auf das Testfeld

Begriff	Erklärung
Kammertachykardie	gefährliche, tachykarde Rhythmusstörung; ggf. Übergang in Kammerflimmern
Kanüle	schräg geschliffene Hohlnadel
Kanzerogen	▶ Karzinogen
kapillär	Kapillarblut betreffend
Kapillarblut	Blutprobe, die kapillär gewonnen wurde, also aus Kapillaren stammt ▶ Abb. S. 75
Kapillaren (Ez. Kapillare, die)	Haargefäße; kleinste Blutgefäße, in denen Gasaustausch stattfindet ▶ Abb. S. 67
Kardia (Cardia)	kranialer Magenteil; Übergangszone zwischen Ösophagus und Magen ▶ Abb. S. 54
Kardiainsuffizienz	unzureichender Verschlussmechanismus zwischen Magen und Speiseröhre; vgl. ▶ Reflux
kardial (cardial)	Herz-; zum Herzen gehörig; das Herz betreffend
kardiogener Schock	durch Herzversagen auftretender ▶ Schock
Kardiotokogramm	▶ CTG
kardiovaskulär	das Herz-Kreislauf-System betreffend
Kardioversion	Stromstoß zur Beendigung bestimmter Herzrhythmusstörungen; vgl. ▶ Defibrillation
Karotis (Mz. Karotiden; A. carotis; Carotis)	Halsschlagader
Karzinogen (Kanzerogen)	Krebs erregender Stoff
Karzinom	Krebs; maligner (bösartiger) Tumor, der von Epithelgewebe ausgeht; vgl. ▶ Sarkom ▶ Abb. S. 138
Karzinom, kolorektales	Oberbegriff für Dick-, End- und Mastdarmkrebs
Katarakt, die (Cataracta)	grauer Star; Linsentrübung ▶ Abb. unten

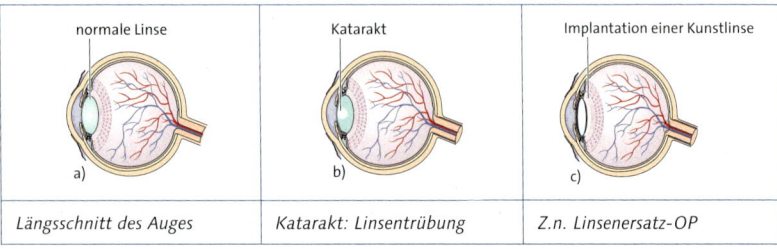

normale Linse	Katarakt	Implantation einer Kunstlinse
a)	b)	c)
Längsschnitt des Auges	*Katarakt: Linsentrübung*	*Z.n. Linsenersatz-OP*

Begriff	Erklärung
Katarrh	Sekretbildung bei Atemwegsinfekt
Katheter	Sonde; schlauchförmiges Gerät zum Einführen in ein Hohlorgan, z. B. Blasenkatheter
Katheterurin	Urinprobe, die durch Einführung eines Katheters in die Blase gewonnen wird ▶ Abb. S. 93
kausale Therapie	Therapie, die sich gegen die Krankheitsursache richtet; Ggs. symptomatische Therapie
kcal	▶ Kilokalorie; Maßeinheit für Energie
Keimzellen	Zellen, aus denen ein neues Lebewesen entstehen kann: Ei- und Samenzellen ▶ Abb. S. 78
Keratokonjunktivitis sicca	Entzündung der Horn- und Bindehaut des Auges durch Tränenmangel; trockenes Auge ▶ Abb. S. 141
Keratose	verstärkte Verhornung der Haut
Kernspin	▶ Magnetresonanztomografie
Ketoazidose	Ketonanhäufung und Übersäuerung des Blutes bei Hyperglykämie (wegen Diabetes Typ 1)
ketoazidotisches Koma (hyperglykämisches diabetisches Koma)	Notfall bei schwerster Hyperglykämie: Bewusstseinstrübung, Azidose, Austrocknung durch Polyurie, Atemgeruch nach Azeton
Keton	Fettabbauprodukt; z. B. bei Hunger, Fieber und ggf. bei Diabetikern (Typ 1) nachweisbar
KH (**K**ohlen**h**ydrat)	▶ Saccharid; Zuckerstoff
KHK	▶ **k**oronare **H**erz**k**rankheit
kHz	1 **K**ilo**h**ert**z** = 1000 Hertz; vgl. ▶ Hz
KI	▶ **K**ontra**i**ndikation; Gegenanzeige
Kilojoule (kJ)	Einheit für eine Energiemenge, z. B. der Nahrung; 1 Kilojoule = 1000 Joule; vgl. ▶ kcal
Kilokalorie (kcal; Kw. Kalorie)	gebräuchliche Einheit für den Energiegehalt der Nahrung; 1 kcal = 4,2 kJ
Klimakterium (Adj. klimakterisch)	Wechseljahre; Lebensphase der Frau um die Zeit der Menopause
Klinik (Adj. klinisch)	1) Erscheinungsbild und Verlauf einer Krankheit, 2) Krankenhaus
klinische Untersuchung	körperliche Untersuchung des Kranken ▶ Abb. S. 78

Ich **pa**rke **per**fekt **aus**.
Inspektion (Betrachten), **Pa**lpation (Abtasten), **Per**kussion (Beklopfen), **Aus**kultation

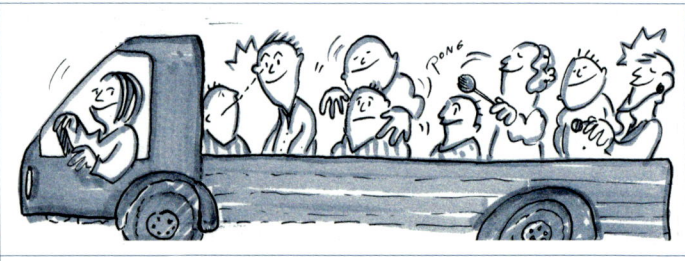

Klinische Untersuchung: Inspektion, Palpation, Perkussion, Auskultation

Begriff	Erklärung
Klistier, das	▶ Klysma (Darmeinlauf)
Klitoris (Clitoris)	sog. Kitzler; Teil des weiblichen Genitals ▶ Abb. S. 57
Klysma, das (Mz. Klysmen; Klistier)	Darmeinlauf; rektale Gabe eines flüssigen Medikaments
KM	1) ▶ **K**ontrast**m**ittel, 2) ▶ **K**nochen**m**ark
Knochenmark (KM)	Inneres der Röhrenknochen; 1) Ort der Blutbildung (rotes KM), 2) Fettspeicher (gelbes KM) ▶ Abb. unten

Hinweis: Verwechslungsgefahr: Knochenmark ist das Mark der Röhrenknochen; Rückenmark ist Teil des Zentralen Nervensystems (ZNS): ein langer Nervenstrang, der sich durch den Wirbelkanal zieht.

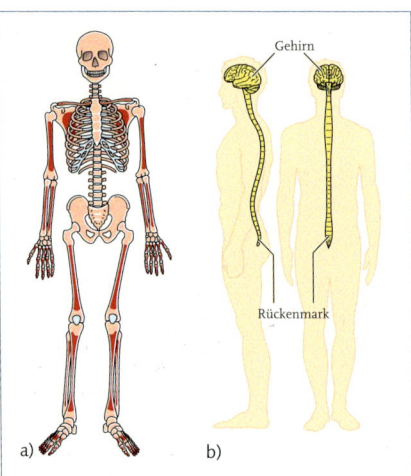

a) rot: Knochenmark
b) gelb: Rückenmark und Gehirn bilden das ZNS

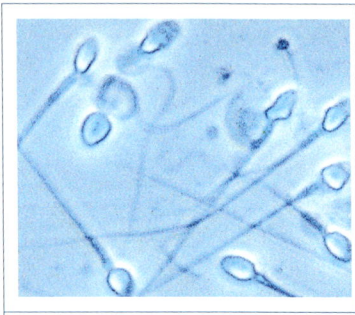

Keimzellen: Samenzellen

Begriff	Erklärung
Knochenmark-**punktion** (Kw. KM-Punktion)	Knochenmarkentnahme mit Spezialkanüle zur hämato-logischen Diagnostik
Knochenmark-**transplantation**	Übertragung von Spender-Knochenmark bei bestimmten Arten von ► Leukämie
Koagulopathie	Blutgerinnungsstörung, z. B. ► Hämophilie
⟡ **Kochsalzlösung,****physiologische** (K., isotonische; NaCl 0,9 %)	Kochsalzlösung, deren Salzgehalt der NaCl-Konzentration des menschlichen Körpers entspricht ► Abb. S. 19
Kohlenhydrat (KH; Saccharid)	Energie liefernder Nährstoff oder Ballaststoff; 4,1 kcal bzw. 17,3 kJ/g
Koitus	Geschlechtsverkehr
Kokanzerogen (Kokarzinogen)	zur Krebsentstehung beitragender Faktor; vgl. ► Karzinogen
⟡ **Kokken**	Kugelbakterien ► Abb. S. 58
Kolik, die (Mz. Koliken)	wellenförmiger, krampfartiger Schmerz durch heftige Kontraktion eines Hohlorgans
Kollagen	Fasersubstanz des Bindegewebes
kollagene Fasern	Fasern des Binde- und Stützgewebes
⟡ **Kollaps** (Verb kollabieren)	Zusammensinken; ggf. mit kurzzeitigem Bewusstseinsverlust; vgl. ► Synkope ► Abb. unten
⟡ **Kolon** (anat. Colon)	Dickdarm ► Abb. S. 31
⟡ **Kolonie**	sichtbare Bakterienansiedlung auf einem Nährboden (mindestens 100 Mio. Keime) ► Abb. S. 23
kolorektal	vgl. ► Karzinom, kolorektales
⟡ **Koloskop**	flexibles Endoskop für die ► Koloskopie ► Abb. S. 43

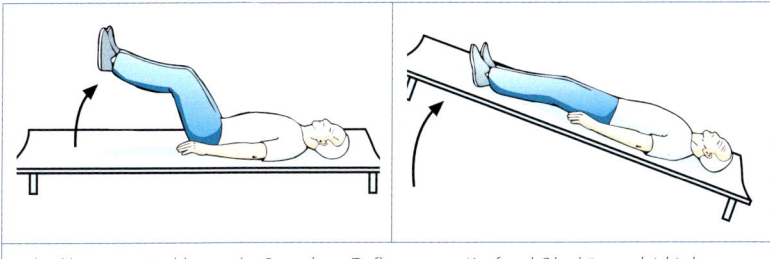

Schocklagerung: Hochlagern der Beine bzw. Tieflagern von Kopf und Oberkörper gleicht den Blutmangel im Gehirn aus, der zum Kollaps führte.

A B C D E F G H I J **K** L M N O P Q R S T U V W X Y Z

Begriff	Erklärung
Koloskopie (Colosko-pie; Ileokoloskopie)	Endoskopie des gesamten Dickdarms und des terminalen Ileums
Kolpitis (Vaginitis)	Scheidenentzündung
Kolposkopie	Untersuchung des Muttermundes mit Hilfe eines speziellen Sichtgerätes (Kolposkop)
Koma (Coma)	tiefe Bewusstlosigkeit, bei der der Patient nicht durch äußere Reize erweckbar ist
Kombinations-präparat	Medikament mit zwei oder mehr Wirkstoffen
Kombinations-therapie	Arzneitherapie mit mindestens zwei Wirkstoffen; Ggs. Monotherapie
Kompakta	solide Knochensubstanz; Ggs. Spongiosa ▶ Abb. S. 45
Kompression	Zusammendrücken, z. B. eines verletzten Blutgefäßes zur Blutstillung
Kompressions-therapie	Drucktherapie, die den Blutfluss in den Beinvenen bei chronisch-venöser Insuffizienz (▶ CVI) verbessert ▶ Abb. unten
komprimieren	(zusammen)drücken; vgl. ▶ Kompression
Konisation (lat. conus = Kegel)	Operationstechnik: Entnahme eines kegelförmigen Gewebsstücks aus der Cervix uteri bei krebsverdächtigem Pap-Abstrich
Konjunktivitis	Entzündung der Augenbindehaut ▶ Abb. S. 141
Konkrement	Stein aus normalerweise löslichen Stoffen (z. B. in Nieren, Harnwegen oder Gallenblase)
konservativ (lat. = bewahrend)	beschreibt Therapien bzw. Methoden, die den Körper nicht verletzen, z. B. Arzneimittel-, Physiotherapie; Ggs. chirurgisch, invasiv

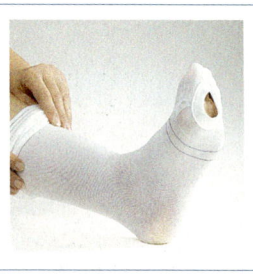

Kompressiontherapie zur Thromboseprophylaxe

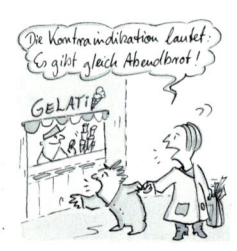

Kontraindikation

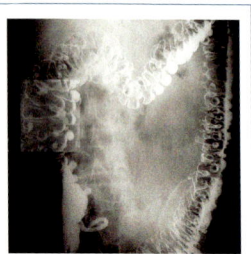

Röntgenaufnahme des Kolons nach Kontrastmitteleinlauf

Begriff	Erklärung
kontaminiert	mit Krankheitserregern verschmutzt; verseucht
Kontamination	Verschmutzung mit Krankheitserregern
Kontraindikation (Adj. kontraindiziert)	Gegenanzeige; medizinischer Grund, der die Anwendung eines Arzneimittels oder einer medizinischen Maßnahme verbietet
Kontraktion	Zusammenziehen, Verkürzen eines Muskels
kontraktil (kontraktionsfähig)	Gewebeeigenschaft: fähig, sich zusammenzuziehen
Kontrastmittel (KM)	flüssiges Medikament, das auf Röntgen- oder MRT-Bildern sichtbar ist, und in Hohlorgane gefüllt wird, um deren Lumen darzustellen ▶ Abb. S. 80
Kontrazeption	Maßnahmen zur Schwangerschaftsverhütung bzw. Empfängnisregelung/Familienplanung; vgl. ▶ Konzeption
Kontrazeptivum	Verhütungsmittel
Konzentration	Stärke; Wirkstoffgehalt; z. B. bei 3 %iger Lösung: 3 % Wirkstoff, 97 % Wasser
Konzeption	Empfängnis; Befruchtung der Eizelle
Kornea (Cornea)	Hornhaut des Auges ▶ Abb. S. 141
Koronarangioplastie (PTCA)	Kathetereingriff in Koronararterie(n) zur Öffnung des Lumens; vgl. ▶ PTCA
Koronarangiografie (Kw. Koro)	Herzkatheter(untersuchung); Röntgenuntersuchung der Herzkranzarterien mit Kontrastmittel; ggf. mit ther. Eingriff; vgl. ▶ PTCA
Koronararterien (Koronarien)	Herzkranzgefäße; Blutgefäße, die den Herzmuskel versorgen ▶ Abb. unten

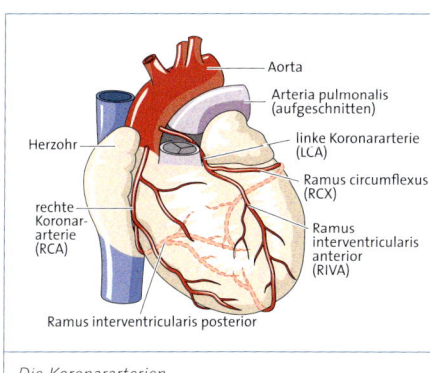

Die Koronararterien

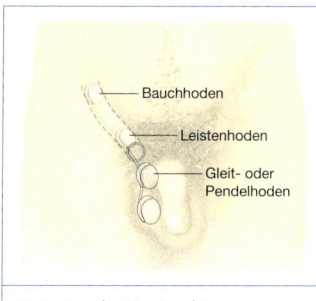

Varianten des Kryptorchismus; Risiken des Bauchhodens: Hodenkrebs, Sterilität

Begriff	Erklärung
koronare Herzkrankheit (KHK)	arteriosklerosebedingte Verengung der Koronararterien; die Minderdurchblutung des Myokards führt u. a. zu A. pectoris und Herzinfarkt ▶ Abb. S. 62
Koronarsklerose	Arteriosklerose der Herzkranzarterien; KHK-Vorstufe
Koronarsyndrom, akutes	▶ instabile Angina pectoris
Korotkow-Töne (nach N. Korotkow)	Töne, die bei der RR-Messung mit dem Stethoskop abgehört werden können
Korpus (Corpus)	Körper, größter Organteil 1) des Magens (C. ventriculi), 2) der Gebärmutter (C. uteri) ▶ Abb. 54; 57
Kortison (Cortison)	entzündungshemmendes Hormon der NNR; ther. Gabe bei pathol. Entzündungen
Krampfanfall (epileptischer Anfall)	anfallsweise Hirnfunktionsstörung, ggf. mit Bewusstlosigkeit und abnormen Bewegungen
Kreatinin (Creatinin; Kw. Krea bzw. Crea)	harnpflichtige Substanz; Laborwert zur Beurteilung der Nierenfunktion ▶ Tab. S. 158
Kreatinin-Clearance (sprich: „Klierens")	Rechenwert aus Kreatinin im Serum und 24-h-Urin; genauer Nierenfunktionstest
Kreuzallergie	Allergie mit Reaktionen auch gegen chemisch verwandte Stoffe (z. B. Latex und Bananen)
Kreuzprobe (Bedside-Test)	Schnelltest auf Verträglichkeit von Spender- und Empfängerblut(produkten) vor Transfusion
Kryotherapie (Kw. Kryo)	Kältetherapie: 1) dermatologische Lokaltherapie mit Flüssigstickstoff, sog. „Vereisen", 2) Kältetherapie bei Arthritis bzw. Rheuma
Kryptorchismus (Maldescensus testis)	Hodenhochstand; Schweregrade: Bauchhoden > Leistenhoden > Pendelhoden > Gleithoden; Risiken: Unfruchtbarkeit und Hodenkrebs ▶ Abb. S. 81
Kürettage	Ausschabung zumeist der Gebärmutter mit speziellem Instrument (der Kürette)
Kürette, die	Kratzer; Schaber; chir. Instrument
kumulativ-toxisch	bzgl. Handekzem: durch gehäufte leichte Hautschädigungen entstanden
Kyphose	Biegung der Wirbelsäule nach dorsal; physiologisch in BWS und Kreuzbein ▶ Abb. S. 51
Labien	Schamlippen (kleine und große) ▶ Abb. S. 57
Lagetyp	EKG-Begriff; deutet die Richtung des stärksten Stromflusses (und Muskels) an

Begriff	Erklärung
Laktase	Milchzucker spaltendes Enzym
Laktation	Milchbildung in der Stillzeit
Laktose (Lactose)	Milchzucker
Laktoseintoleranz	Laktoseunverträglichkeit durch Laktasemangel
Lamellenknochen (Kompakta)	harte, dichte Knochensubstanz; Ggs. Spongiosaknochen ▶ Abb. S. 45
Langzeit-EKG	EKG mit tragbarem Gerät über 24–48 h zur Diagnostik von Herzrhythmusstörungen
Langzeit-RR-Messung (Kw. 24-Stunden-RR)	vielfache RR-Messung mit tragbarem Gerät über 24–48 h; dient zur Therapiekontrolle bei Hypertonie
Lanzette	kleines zweischneidiges Messerchen, z. B. zum Einstich bei Kapillarblutentnahme ▶ Abb. unten
Laparoskopie (Adj. laparoskopisch)	Bauchspiegelung; diagnostisch-therapeutischer Eingriff; vgl. ▶ Schlüssellochchirurgie
Laryngektomie	chir. Kehlkopfentnahme
Laryngitis	Kehlkopfentzündung
Laryngitis, stenosierende	▶ Pseudokrupp
Laryngoskopie	Untersuchung des Kehlkopfes mit speziellem Sichtgerät (Laryngoskop)
Larynx	Kehlkopf (Organ der Stimmbildung) ▶ Abb. S. 21
Laser (LASER)	stark gebündelte Lichtstrahlen, die Gewebe (therapeutisch) zerstören können
lateral	seitwärts, der seitliche ▶ Abb. S. 14

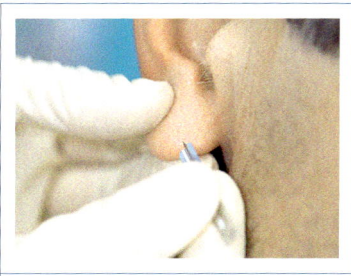

Einstich zur Kapillarblutentnahme mittels Lanzette

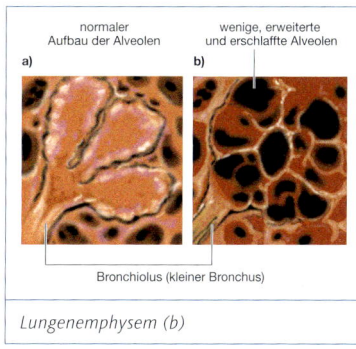

normaler Aufbau der Alveolen   wenige, erweiterte und erschlaffte Alveolen

a)   b)

Bronchiolus (kleiner Bronchus)

Lungenemphysem (b)

Begriff	Erklärung
LDL-Cholesterin (LDL)	**L**ow-**D**ensity-**L**ipoprotein-Cholesterin; schädlicher Cholesterinanteil; vgl. ▶ HDL ▶ 🎨 Tab. S. 155
LDL/HDL-Quotient	LDL-Wert geteilt durch HDL-Wert; Maß für das Arterioskleroserisiko ▶ 🎨 Tab. S. 155
Leberfibrose	beginnende Lebervernarbung infolge Zellschädigung(en); Leberzirrhose-Vorstufe
Leberinsuffizienz	Leberschwäche; Leberversagen durch alle Schädigungsarten; schwerste Form und Endstadium. Leberkoma
Leberwerte	Laborwerte, die Auskunft über Leberfunktion und -krankheiten geben, z. B. Gamma-GT, GOT/ASAT, GPT/ALAT, AP, Bilirubin ▶ Tab. S. 156 ff.
Leberzirrhose	Lebervernarbung mit weitgehendem Verlust funktionsfähigen Gewebes; Endzustand verschiedener Leberschädigungen

a) normale Leber   b) Leberzirrhose

Begriff	Erklärung
Leistenhernie	Leistenbruch; vgl. ▶ Hernie
Leukämie (griech. = Weißblütigkeit)	Blutkrebs; extrem erhöhte Leukozytenzahl (mit Anämie und Thrombopenie)
Leukopenie	verminderte Leukozytenzahl (< 4000/µl) ▶ Tab. S. 153
Leukozyt (Kw. Leuko)	weißes Blutkörperchen ▶ Abb. S. 37
Leukozytose	Vermehrung der Leukozyten (>10.000/µl) ▶ Tab. S. 153
LH (**l**uteinisierendes **H**ormon)	Hypophysenhormon, das die Ovarien zur Gelbkörperbildung anregt
Libido	sexuelles Verlangen; sexuelle Lust
Linksherzinsuffizienz	Linksherzschwäche; führt zu Leistungsschwäche, Luftnot und ggf. Lungenödem ▶ 🎨 S. 63
Lipase	Fett spaltendes Enzym ▶ Tab. S. 158
Lipid (Mz. Lipide)	Fett
Liquor cerebrospinalis	Gehirn- und Rückenmarkflüssigkeit
LK	▶ **L**ymph**k**noten
lokal	örtlich; Ggs. systemisch (im ganzen Körper) ▶ Abb. S. 85
Lokalanästhetikum	Arzneimittel zur örtlichen Betäubung
Lokalisation	Ort des Auftretens, z. B. von Symptomen
Longitudinalachse	Längsachse des Körpers „von Kopf bis Fuß"

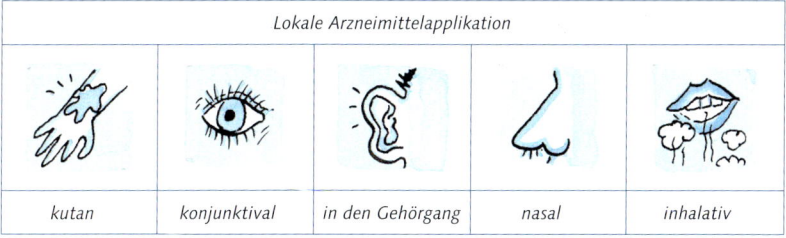

Lokale Arzneimittelapplikation				
kutan	konjunktival	in den Gehörgang	nasal	inhalativ

Begriff	Erklärung
Lordose	Biegung der Wirbelsäule nach ventral; physiologisch in HWS und LWS ▶ Abb. S. 51
L-Thyroxin	oral einzunehmende Form des Schilddrüsenhormons Thyroxin = T_4
Lues (Syphilis)	bakterielle Geschlechtskrankheit durch Treponema pallidum (Spirochäte)
Lumbago (Lumbalgie)	plötzlich einschießender Schmerz in der Muskulatur der LWS; sog. Hexenschuss

Autsch!

Lumboischialgie	plötzlich einschießender Kreuz-(LWS-) und Beinschmerz; sog. Ischias; vgl. ▶ Lumbago
Lumen, das	Lichtung; Innenraum eines Hohlorgans, z. B. eines Blutgefäßes: Gefäßlumen
Lumbalpunktion	Einstich zwischen zwei Lendenwirbeln zur Entnahme von Liquor cerebrospinalis
Lungenemphysem	Lungenüberblähung mit Alveolenverlust ▶ Abb. S. 83
Lungenfunktions-prüfung (Kw. LuFu)	apparative Überprüfung von Atemmechanik und Lungen-volumen ▶ Abb. S. 86
Lungenkreislauf (kleiner Kreislauf)	Anteil des Herz-Kreislauf-Systems, der O_2-armes Blut vom Herzen zur Lunge und O_2-reiches Blut zum Herzen zurück-führt
Lungenödem	Wasseransammlung in Lungengewebe und Alveolen bei schwerer Linksherzinsuffizienz ▶ S. 63
Luxation	Verrenkung; Auseinanderweichen der knöchernen Gelenk-anteile (Kopf und Pfanne)

Begriff	Erklärung	
luxieren	verrenken; ausrenken	
LWS	Lendenwirbelsäule	▶ Abb. S. 144
Lyme-Krankheit	▶ Borreliose	
Lymphangitis	Entzündung eines Lymphgefäßes	
Lymphknoten (LK)	kleines rundes Organ des Immunsystems	
Lymphödem	Wassereinlagerung im Gewebe durch Stauung der Lymphe, z. B. nach Verletzung oder OP	
Lymphom	1) geschwollener Lymphknoten, 2) Lymphdrüsenkrebs	
Lymphozyt	Zelle der spezifischen Immunabwehr	▶ Abb. S. 37
M. (lat. Musculus = Muskel; Mz. Mm. = Musculi; lat. Morbus = Krankheit)	1) Muskel, z. B. M. biceps (zweiköpfiger Oberarmbeuger), 2) Morbus (Krankheit; stets mit dem Eigennamen des Erstbeschreibers, z. B. M. Down, M. Crohn)	
M. biceps brachii (Kw. Bizeps)	zweiköpfiger Oberarmmuskel, Armbeuger	▶ Abb. S. 94
M. deltoideus	Deltamuskel; Dreiecksmuskel des Oberarms	▶ Abb. S. 94
M. quadriceps femoris	vierköpfiger Oberschenkelmuskel, Beinstrecker	▶ Abb. S. 94
M. trapezius	Kapuzenmuskel	▶ Abb. S. 94
M. triceps brachii (Kw. Trizeps)	dreiköpfiger Oberarmmuskel, Armstrecker	▶ Abb. S. 94

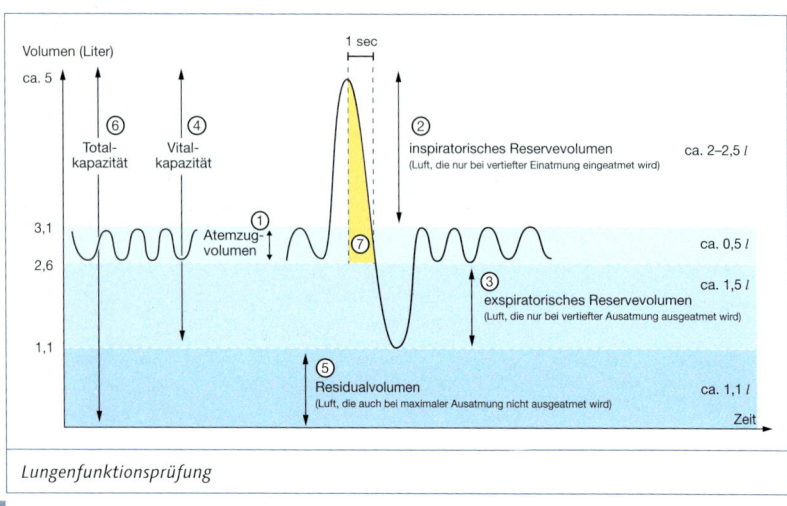

Lungenfunktionsprüfung

Begriff	Erklärung
M. vastus lateralis	der laterale Anteil des vierköpfigen Oberschenkelmuskels ► Abb. S. 94
Magnetresonanz-tomografie (MRT)	Kernspinaufnahme; Schnittbilderzeugung mit Hilfe von Magnetkräften (strahlenfrei)
Makrophage (Monozyt)	Riesenfresszelle des Immunsystems, die Fremdstoffe bzw. Antigene phagozytiert ► 🐾 S. 15
Makula	1) gelber Fleck des Auges, Stelle schärfsten Sehens der Netzhaut, 2) Hautfleck ► Abb. unten links
Makuladegeneration	Abbauvorgänge der Netzhaut, die das zentrale Blickfeld stark beeinträchtigen ► Abb. unten rechts

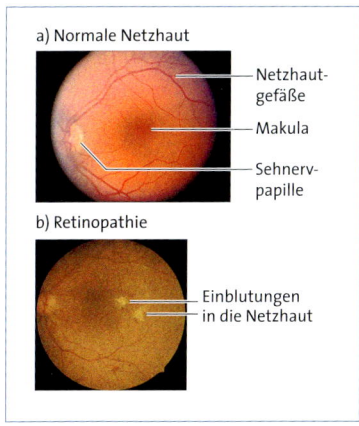

a) Normale Netzhaut
- Netzhaut-gefäße
- Makula
- Sehnerv-papille

b) Retinopathie
- Einblutungen in die Netzhaut

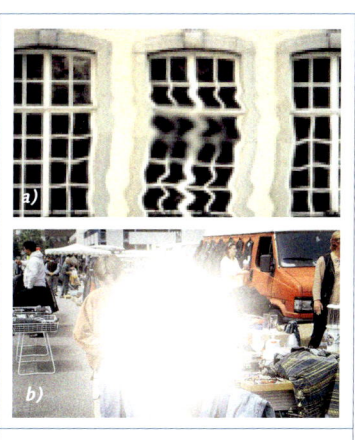

a) beginnende Makuladegeneration: Verzerrung
b) fortgeschrittene Makuladegeneration: zentrale Erblindung

Malaria	schwere tropische Infektionskrankheit durch Protozoen (Plasmodien); Infektion durch Mückenstich; hoch fieberhaft, ggf. tödlich
Maldescensus testis	► Kryptorchismus ► Abb. S. 81
maligne (Subst. Malignität)	Tumoreigenschaft: bösartig; krebsartig; wächst gewebszer-störend und metastasiert; Ggs. benigne ► Abb. S. 138
Mamille	Brustwarze
Mamma	weibliche Brustdrüse
Mammakarzinom	Brustkrebs

Begriff	Erklärung
Mammografie	Röntgenuntersuchung der Brustdrüse ▸ Abb. unten
Mammografie-Screening	Mammografie als Reihenuntersuchung bei symptomfreien Frauen von 50–69 Jahren zur Früherkennung des Mammakarzinoms
Mandibula	Unterkieferknochen ▸ Abb. S. 127
Mandrin (frz. sprich „Mandrä")	Kunststoff-Einlegestab zum Verschließen einer Venenverweilkanüle
Manometer	Druckmessgerät, z. B. zur RR-Messung ▸ Abb. S. 121
manuelle Therapie (Chirotherapie)	Handgrifftechnik zur Behandlung von Krankheiten des Bewegungsapparates
Mastitis	bakterielle Entzündung der Milch bildenden (laktierenden) Brustdrüse
Mastopathie	benigne hormonabhängige Veränderungen des Brustdrüsengewebes in der 2. Zyklushälfte
Maxilla	Oberkieferknochen ▸ Abb. S. 127
MBG (**m**ittlere **B**lut**g**lukose)	BZ-Mittelwert der letzten Wochen, der aus dem HbA$_{1c}$ errechnet wird
McBurney-Punkt (sprich „MäcBörni"; nach Ch. McBurney)	bei Appendizitis ggf. schmerzhafter Druckpunkt zwischen re. Darmbeinstachel und Nabel ▸ Abb. unten

Für die Zeile Mandrin steht zusätzlich:
a) Mandrin
b) Venenverweilkanüle

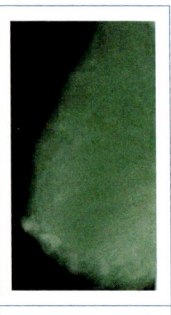

normaler Mammografiebefund mit gleichmäßiger Darstellung des Drüsengewebes

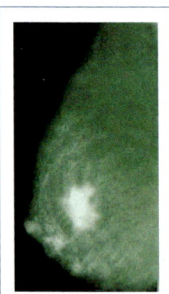

Mammografiebefund bei Mammakarzinom: Der Tumor zeigt sich als verdichtetes, verkalktes Gewebe.

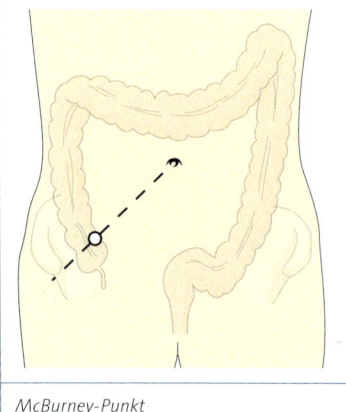

McBurney-Punkt

Begriff	Erklärung
MCL	▶ Medioklavicularlinie
medial	zur Mitte hin; der mittlere ▶ Abb. S. 14
Medikament	Arzneimittel
Medikation	medikamentöse Therapie
Medioklavikularlinie (MCL)	anatomische (gedachte) Linie von der Mitte der Clavicula senkrecht nach caudal ▶ Abb. S. 41
Medizin	1) Heilkunde, 2) Arzneimittel
Medizinproduktegesetz (MPG)	Gesetz über Herstellung, Inverkehrbringen und Verwendung von Medizinprodukten
Meiose	Reifeteilung; Zellteilung, die zur Bildung der Keimzellen, d. h. Ei- und Samenzellen führt
Melanin	Hautpigment, das vor UV-Strahlen schützt
Melanom (Melanom, malignes)	schwarzer Hautkrebs; bösartigste Form von Hautkrebs; neigt sehr zur Metastasierung ▶ Abb. S. 61
Melanozyt	Pigment (▶ Melanin) bildende Hautzelle
Melatonin	beim Schlafen gebildetes Hormon; Nutzung als Medikament gegen Schlafstörungen
Menarche	erste Monatsblutung im Leben einer Frau
Meningitis	Gehirnhautentzündung (Hirnhautentzündung)
Meningoenzephalitis	Entzündung von Gehirn und Gehirnhaut; vgl. ▶ FSME
Menopause	letzte Monatsblutung im Leben einer Frau
Menorrhagie (Hypermenorrhoe)	zu starke Menstruation
Menstruation (Mens; Menses)	Monatsblutung; Regelblutung der geschlechtsreifen Frauen; vgl. ▶ Menarche; ▶ Menopause; Ggs. Amenorrhoe
Menstruationszyklus (Kw. Zyklus)	wiederkehrender Ablauf hormoneller, physischer und psychischer Funktionen im geschlechtsreifen weiblichen Körper ▶ Abb. S. 90
MER	▶ Muskeleigenreflexe
metabolisches Syndrom (Wohlstandssyndrom)	Stoffwechselstörung durch Übergewicht und Bewegungsmangel mit 1) Übergewicht mit Stammfettsucht, 2) arterieller Hypertonie, 3) Hyperurikämie bzw. Gicht, 4) Diabetes mellitus Typ 2, 5) Hyper- bzw. Dyslipidämie
metabolisieren	„verstoffwechseln"; Nährstoffnutzung für ▶ Energiestoffwechsel, ▶ Baustoffwechsel
Metabolismus	Stoffwechsel; biochemische Stoffnutzung
Metaphyse	Übergangszone zwischen Epi- und Diaphyse ▶ Abb. S. 45

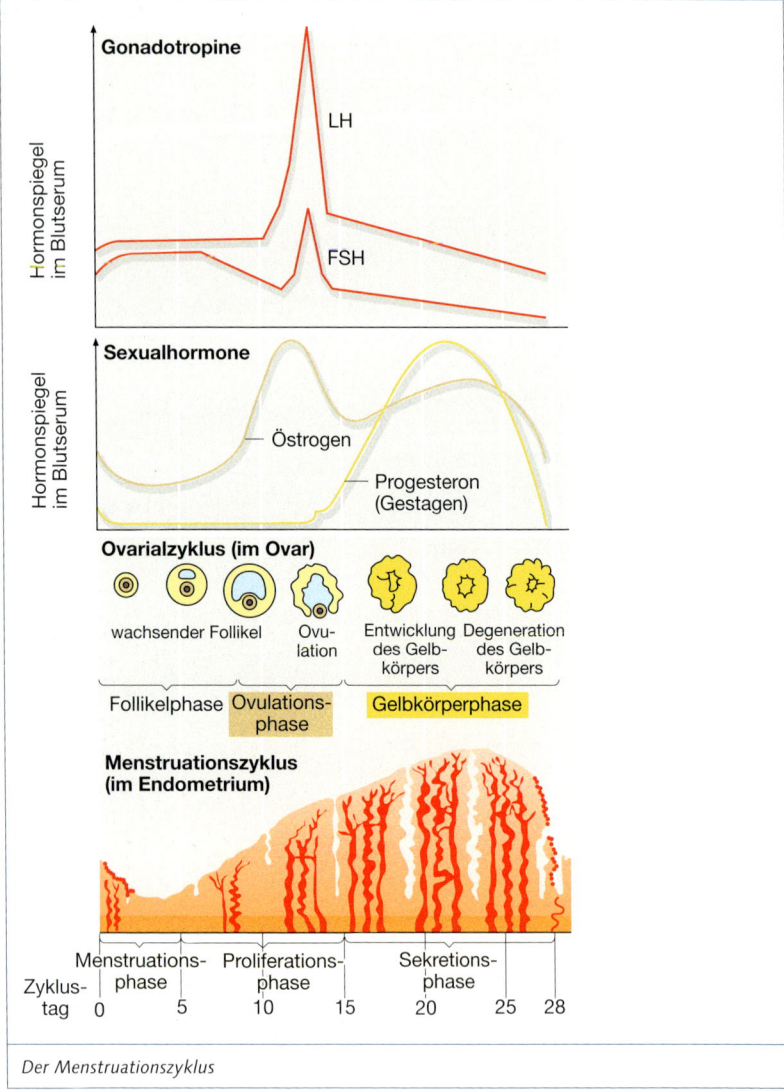

Der Menstruationszyklus

Begriff	Erklärung
Metastase, die	Tochtergeschwulst eines malignen Tumors
Metastasierung	Tochtergeschwulstbildung durch Absiedelung lebensfähiger maligner Tumorzellen ▶ Abb. S. 138
Meteorismus	Blähsucht; vermehrte Darmgasbildung
mg (Milligramm)	1/1000 Gramm (1 Millionstel Kilogramm)
Migräne (frz. = Halbseitenkopfschmerz)	anfallsweiser, meist halbseitiger starker Kopfschmerz; ggf. mit Sehstörungen und/oder Erbrechen, selten neurologischen Ausfällen
Mikroalbumintest	Urin-Streifentest (z. B. Micral-Test®) zum Nachweis geringer Albuminausscheidung zur Frühdiagnose der diabetischen Nephropathie
Mikrobiologie	Lehre von den Kleinstlebewesen
Mikroliter (µl)	Kubikmillimeter (mm³)
Mikroorganismen (Ez. Mikroorganismus; veraltet Mikroben)	Kleinstlebewesen, d. h. nur mit Hilfsmitteln, z. B. Mikroskop, sichtbare Lebewesen, z. B. Bakterien, Viren, Pilze, Protozoen
Mikrophage	kleine Fresszelle; Granulozyt ▶ Abb. S. 37

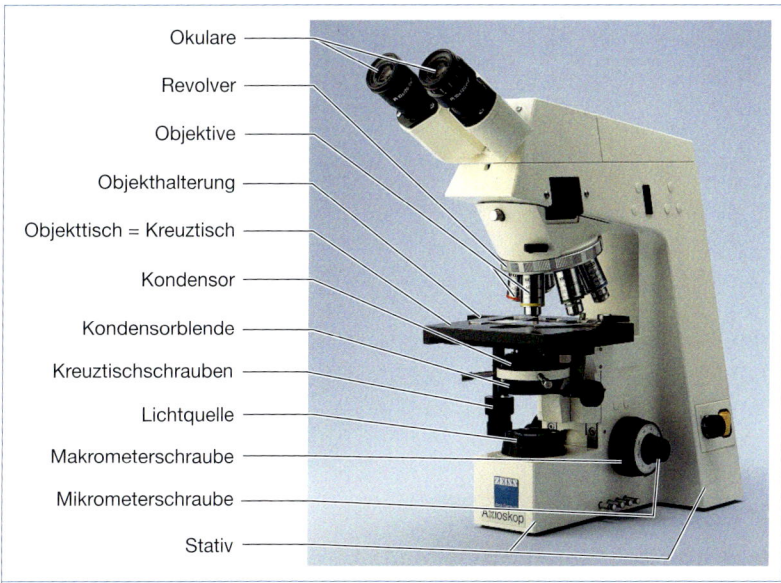

Okulare

Revolver

Objektive

Objekthalterung

Objekttisch = Kreuztisch

Kondensor

Kondensorblende

Kreuztischschrauben

Lichtquelle

Makrometerschraube

Mikrometerschraube

Stativ

Aufbau des Lichtmikroskops (Gesamtvergrößerung des Lichtmikroskops = Okular x Objektiv; z. B. 10fach x 100fach = 1000fach)

Begriff	Erklärung
🎨 **Mikroskop**	Gerät zur Betrachtung kleinster Gegenstände; 1) Lichtmikroskop, 2) Elektronenmikroskop ► Abb. S. 91
Mikrotrauma, das (Mz. Mikrotraumen)	kleine, ggf. unbemerkte Verletzung, von denen viele zum ► Ermüdungsbruch führen
Mikrowellentherapie	Muskulatur durchwärmende und entspannende physikalische Therapie mit Hilfe elektromagnetischer Wellen von 0,3–300 mm
Miktion, die	Harnentleerung; Wasserlassen
Mineralstoff	energiefreier Nährstoff, der in Gramm-Menge täglich benötigt wird, z. B. Calcium
Mischinsulin	Insulin, das in Kombination (z. B. 25 % zu 75 %) Alt- und Verzögerungsinsulin enthält
Mitose	Zellteilung; vgl. ► Meiose
🎨 **Mitralklappe**	Zweisegelklappe zwischen linkem Vorhof und linker Herzkammer ► Abb. S. 63
Mittelschmerz (Ovulationsschmerz)	einseitiger Unterbauchschmerz vor der Ovulation bei geschlechtsreifen Frauen
🎨 **Mittelstrahlurin** (MSU)	Urinprobe, die aus dem „mittleren Strahl" während der ► Miktion genommen wird ► Abb. S. 94
mmHg	Millimeter-Quecksilbersäule; Einheit für die Blutdruckmessung nach Riva-Rocci; ► RR
MMR(V)	**M**asern-**M**umps-**R**öteln-(**V**arizellen)-Impfung
Mol (mol)	Mengeneinheit für eine Stoffmenge, d. h. die in einer Lösung befindliche Molekülanzahl
Monopräparat	Arzneimittel mit nur einem Wirkstoff
Monotherapie	Arzneitherapie mit nur einem Wirkstoff
🎨 **Monosaccharid**	Saccharid aus einem Zuckermolekül (z. B. Glukose) ► Abb. S. 122
Morbilli	Masern
Morbus (M.; lat. = Krankheit)	Krankheitsbezeichnung mit dem Eigennamen des Erstbeschreibers, z. B. M. ► Down
Motorik	Bewegung, Beweglichkeit
MPG	► **M**edizin**p**rodukte**g**esetz
MRSA	1) **M**ethicillin-(multi-)**r**esistenter **S**taphylokokkus **a**ureus; Klinikkeim, 2) **m**orbiditätsorientierter **R**isiko**s**truktur**a**usgleich (GKV-Begriff)
MRT	► **M**agnet**r**esonanz**t**omografie

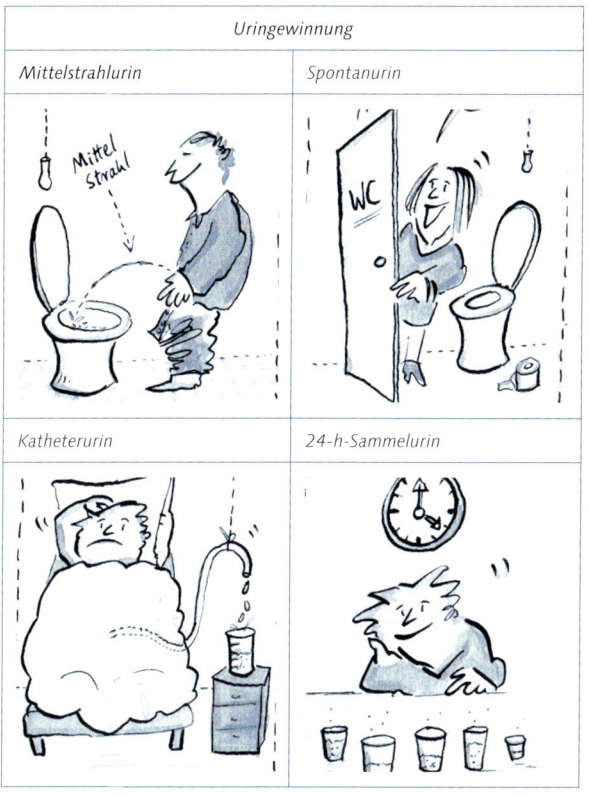

Uringewinnung	
Mittelstrahlurin	Spontanurin
Katheterurin	24-h-Sammelurin

Begriff	Erklärung
MS	▶ **M**ultiple **S**klerose
Mukolytikum	schleimlösendes Arzneimittel, z. B. Ambroxol
multimorbide	mehrfach krank
Multimorbidität	gleichzeitiges Vorliegen mehrerer Krankheiten bei einem Patienten
Multiorganversagen	tödlicher Funktionsausfall vieler Organe
Multiple Sklerose (MS)	Autoimmunkrankheit mit Markscheidenabbau im ZNS; erzeugt z. B. Lähmungen
multiresistent (Subst. Multiresistenz)	bzgl. Bakterien: gegen viele Antibiotika resistent (unempfindlich)
Musculus (M.)	Muskel

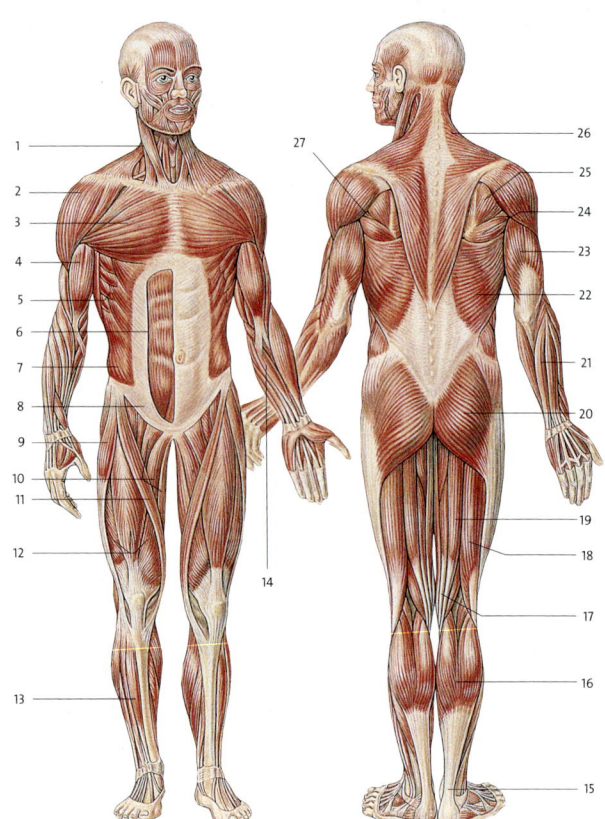

1 Kopfwender
(M. sternocleidomastoideus)
2 Deltamuskel (M. deltoideus)
3 großer Brustmuskel (M. pectoralis major)
4 zweiköpfiger Oberarmmuskel
(M. biceps brachii)
5 vorderer Sägezahnmuskel
(M. serratus anterior)
6 gerader Bauchmuskel (M. rectus abdominis)
7 schräger äußerer Bauchmuskel
(M. obliquus abdominis externus)
8 Leistenband (Lig. inguinale)
9 Schenkelbindenspanner
(M. tensor fasciae latae)
10 Adduktoren
11 Schneidermuskel (M. sartorius)
12 vierköpfiger Oberschenkelmuskel
(M. quadriceps femoris)
13 vorderer Schienbeinmuskel
(M. tibialis anterior)

14 radiale Handbeuger
(Mm. flexores carpi radiales)
15 Achillessehne
16 zweiköpfiger Wadenmuskel (M. gastrocnemius)
17 Plattsehnenmuskel (M. semimembranosus)
18 zweiköpfiger Oberschenkelmuskel
(M. biceps femoris)
19 Halbsehnenmuskel (M. semitendinosus)
20 großer Gesäßmuskel (M. glutaeus maximus)
21 radiale Handstrecker
(Mm. extensores carpi radiales)
22 breiter Rückenmuskel (M. latissimus dorsi)
23 Trizeps (M. triceps brachii)
24 großer Rundmuskel (M. teres major)
25 Untergrätenmuskel (M. infraspinatus)
26 Kapuzenmuskel (M. trapezius)
27 kleiner Rundmuskel (M. teres minor)

Begriff	Erklärung
Muskeleigenreflexe (MER)	Reflexe, die durch Beklopfen der Sehne eines Muskels eine Bewegung desselben Muskels hervorrufen, z. B. ▶ Achillessehnenreflex, ▶ Bizepssehnenreflex, ▶ Patellarsehnenreflex
Mutation	Erbgutveränderung; DNA-Veränderung
Myalgie	Muskelschmerz; vgl. ▶ Myogelose
Mykose	Pilzerkrankung ▶ Abb. S. 73
Myofibrille, die	mikroskopisch kleines Muskelfaserchen aus Aktin und Myosin
Myogelose	Muskelverhärtung, -verspannung
Myokard	Muskelanteil des Herzens, Herzmuskulatur

Endokard — Myokard — Perikard mit Epikard (= Herzbeutel)

Myokardinfarkt (MI; Herzinfarkt, HI)	Nekrose eines Herzmuskelbereichs durch akuten Verschluss eines Koronargefäßes ▶ Abb. S. 62
Myom	häufige, gutartige Muskelgeschwulst des Myometriums
Myometrium	Muskelschicht des Uterus (der Gebärmutter)
Myopie	Kurzsichtigkeit
Myosarkom	Muskelkrebs; vgl. ▶ Myom
Myosin	Muskelprotein, das zusammen mit Aktin die Muskelkontraktion ermöglicht
N. (Nervus; Mz. Nn.)	**N**erv, z. B. N. ischiadicus (Ischiasnerv)
Na	**Na**trium; chemisches Element; ▶ Elektrolyte
Nachsorge	gezielte Gesundheitsversorgung nach schwerer Krankheit, v. a. Krebs; vgl. ▶ Tertiärprävention
NaCl (**N**atrium**chl**orid)	chemische Formel von Kochsalz
NaCl 0,9 %	0,9%ige physiologische ▶ Kochsalzlösung ▶ Abb. S. 19
Naegele-Regel (nach F. Naegele)	Formel zur Errechnung des voraussichtlichen Geburtstermins: 1. Tag der letzten Regel + 7 Tage – 3 Monate + 1 Jahr

Begriff	Erklärung
Nährstoff	Nahrungsbaustein; 1) Energie liefernd: Eiweiß, Kohlenhydrate, Fett, Alkohol, 2) nicht energieliefernd: Vitamine, Mineralstoffe, Spurenelemente, essenzielle Fett- und Aminosäuren, sekundäre Pflanzenstoffe
Narbenhernie	Narbenbruch, z. B. Vorwölbung von Darmschlingen an einer OP-Narbe am Bauch
Narkose (Vollnarkose, Anästhesie)	Betäubung; durch Arzneimittelgabe erzeugter Zustand mit 1) Bewusstseinsverlust, 2) Schmerzfreiheit, 3) Muskelentspannung zum schmerzfreien Durchführen von Operationen
Narkotikum	Narkosemittel; Arzneimittel zur Herbeiführung einer Narkose
Nausea	Übelkeit
Nävus, der (Mz. Nävi)	Hautmal; Muttermal; ugs. Leberfleck, begrenzte Hautveränderung, die anders gefärbt ist als die umgebende Haut
Nävuszellnävus (NZN; Pigmentnävus)	Hautmal aus speziellen pigmentierten Zellen (Nävuszellen); kann maligne entarten und damit zum ▶ Melanom werden ▶ Abb. S. 10
Nebenwirkung (NW)	bei bestimmungsgemäßem Gebrauch eines Arzneimittels auftretende unerwünschte Begleiterscheinung
NEF	**N**otarzt**e**insatz**f**ahrzeug; Notarztwagen
Nekrose	lokaler Gewebstod bzw. abgestorbenes Gewebe am lebenden Körper ▶ Abb. unten
Neonatologie	Neugeborenenheilkunde, Teil der Pädiatrie
Nephritis	Nierenentzündung; vgl. ▶ Pyelonephritis
Nephrolithiasis	Nierensteinleiden; vgl. ▶ Urolithiasis ▶ Abb. S. 97
Nephrologe	Nierenspezialist; spezialisierter Internist
Nephron	kleinste Funktionseinheit der Niere: Glomerulus, Bowman-Kapsel, Nierenkanälchen und Sammelrohr ▶ Abb. S. 98
Nephropathie	Nierenleiden, z. B. diabetische Nephropathie

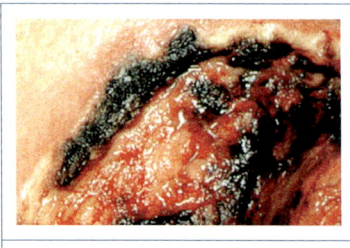

Nekrose (Teil des Dekubitus-Geschwürs)

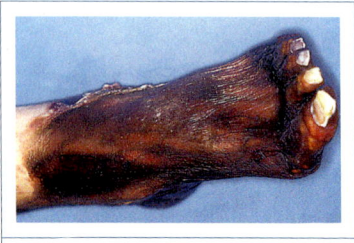

trockene Gangrän bei PAVK

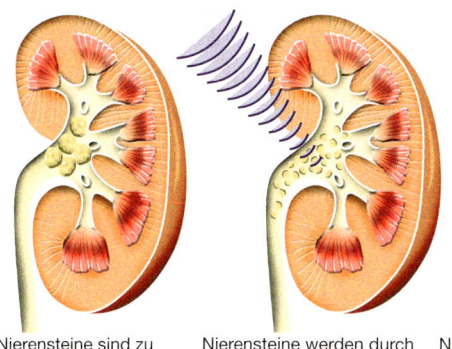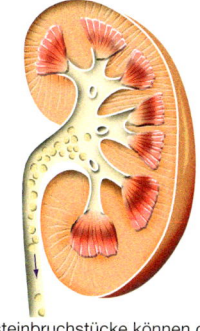

| Nierensteine sind zu groß, um über den Harnleiter abzugehen | Nierensteine werden durch Stoßwellen zertrümmert | Nierensteinbruchstücke können den Harnleiter passieren und werden mit dem Urin ausgeschieden |

Therapie der Nephrolithiasis durch extrakorporale Stoßwellenlithotripsie (ESWL)

Begriff	Erklärung
nephrotisches Syndrom	schwere Nierenfunktionsstörung mit den Symptomen: 1) Ödeme, 2) Bluthochdruck, 3) Proteinurie; Urs. z. B. ▶ Glomerulonephritis
nephrotoxisch	nierenschädlich
Nervenleitgeschwindigkeit (NLG)	apparative neurologische Untersuchungsmethode
Nervus ischiadicus (N. ischiadicus; Ischiasnerv; Kw. Ischias)	breiter Nervenstrang, der beidseits vom Kreuzbein durch das Gesäß ins Bein zieht; vgl. ▶ Lumboischialgie
Neurodermitis (endogenes Ekzem; atopische Dermatitis)	chronisch bzw. schubweise verlaufende, v. a. genetisch bedingte Hauterkrankung mit den Hauptsymptomen Juckreiz und Entzündung
Neuroleptikum	Psychopharmakon mit beruhigender und antipsychotischer („Anti-Wahn"-)Wirkung; vgl. Schizophrenie
Neurologie	Lehre von den Nervenkrankheiten
neurologische Ausfälle	Störung/Ausfall von Nervenfunktionen, z. B. von Motorik, Sensibilität, Reflexen
Neuron, das	Nervenzelle ▶ Abb. S. 98
Neuropathie	Nervenleiden; vgl. ▶ diabetische Neuropathie
Neurose (Adj. neurotisch)	psychische Erkrankung durch unverarbeitete Probleme oder Erlebnisse; vgl. ▶ Psychose

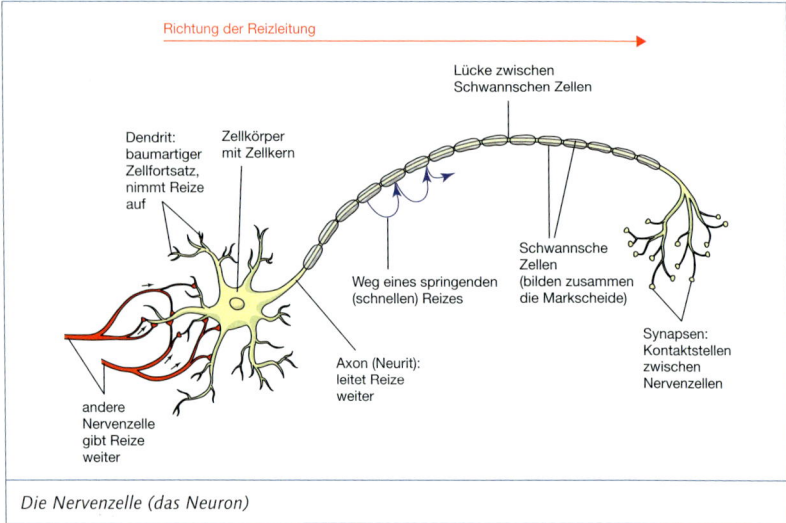

Die Nervenzelle (das Neuron)

Begriff	Erklärung
Niereninsuffizienz	Nierenschwäche; teilweise/ganz fehlende Fähigkeit der Niere zur Ausscheidung harnpflichtiger Substanzen ▶ Abb. unten
Nierenlager	Rückenpartie, in der sich die Niere befindet
Nitrit	bakterielles Stoffwechselprodukt, das v. a. bei bakteriellem Harnwegsinfekt im Urin nachweisbar ist
Nitroglycerin (Nitroglyzerin, Kw. Nitro)	Koronartherapeutikum; Wirkstoff zur symptomatischen Therapie bei ▶ A. pectoris

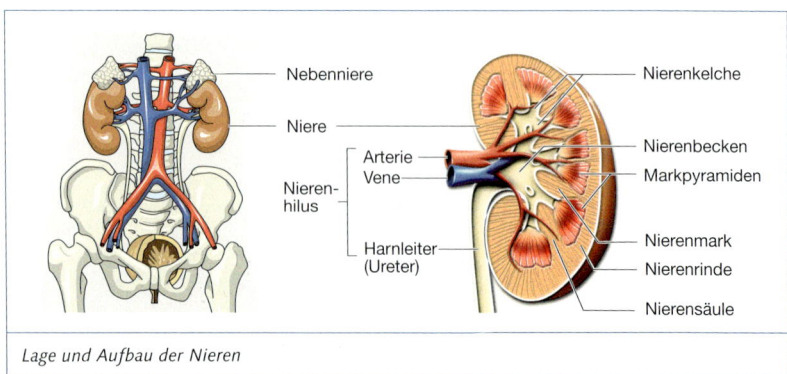

Lage und Aufbau der Nieren

Begriff	Erklärung
NLG	▶ **N**erven**l**eit**g**eschwindigkeit
NNR	**N**eben**n**ieren**r**inde; endokrines Organ ▶ Abb. S. 98
Non-Compliance	fehlende Therapietreue des Patienten
Normoglykämie	normaler Blutzuckerspiegel
normoton	bezogen auf RR-Werte: normal
Notrufmeldeschema	6 W: Wer ruft an – Wo ist etwas passiert – Was ist passiert – Wie viele Patienten sind es – Wie ist der Zustand des/der Patienten – Warten auf Rückfragen der Leitstelle
Noxe	Schädigung, krank machender Einfluss
NPH-Insulin	**N**eutral **P**rotamin **H**agedorn; chemisch verändertes Insulin; ▶ Verzögerungsinsulin
NSAR	**n**icht **s**teroidale ▶ **A**nti**r**heumatika
Nuklearmedizin	med. Fachrichtung, die radioaktiv strahlende Chemikalien diagnostisch und therapeutisch nutzt; vgl. ▶ Radiologie
NYHA	**N**ew **Y**ork **H**eart **A**ssociation; kardiologische Fachgesellschaft, die Herzkrankheiten in vier Schweregrade eingeteilt hat (NYHA I-IV)
Nykturie	nächtliches Wasserlassen ▶ Abb. unten
NZN	▶ **N**ävus**z**ell**n**ävus

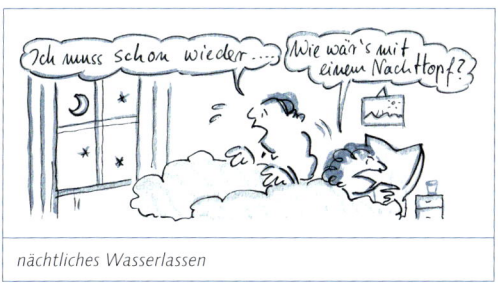

nächtliches Wasserlassen

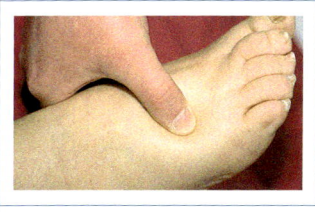
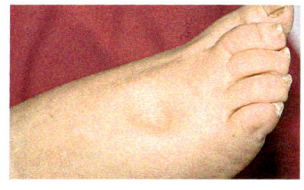

Beinödeme bei Herzinsuffizienz und Varikosis sind eindrückbar, Ödeme bei Hypothyreose nicht.

Begriff	Erklärung
O₂	Sauerstoff
OAD	▶ **o**rale **A**nti**d**iabetika
o. B.	**o**hne **B**efund; ohne pathologischen Befund; Kw. für normale Untersuchungsergebnisse
objektiv	messbar, von außen feststellbar
obligat	zwingend, unbedingt
obligat intrazellulär	lebt bzw. vermehrt sich nur innerhalb einer Wirtszelle; Eigenschaft von Viren, Rickettsien, Chlamydien, Mykoplasmen
✐ obligat pathogen	bzgl. Mikroorganismen: stets krank machend; vgl. ▶ fakultativ pathogen ▶ Abb. S. 18
Obstipation	Stuhlverstopfung: zu seltene, zu geringe und/oder erschwerte Stuhlentleerung
obstruktiv (lat. = verstopft; spastisch)	bzgl. Bronchien: krampfartige Verengung, v. a. beim Husten; typ. Symptom bei ▶ Asthma bronchiale, ▶ COPD
✐ Ödem	Wasseransammlung im Gewebe ▶ Abb. S. 99
oGTT (OGTT)	▶ **o**raler **G**lukose-**T**oleranz**t**est
✐ Ohrtrompete (Eustachische Röhre; Tuba Eustachii; Tube)	Bindegewebsschlauch, der das Mittelohr mit dem Nasen-Rachen-Raum verbindet und so das Mittelohr belüftet ▶ Abb. S. 102
✐ Okkultbluttest	Nachweis geringer, nicht sichtbarer (okkulter) Darmblutung aus Stuhlproben zur Früherkennung von Darmkrebs, z. B. mittels Haemoccult® ▶ Abb. unten
Ölimmersion	Mikroskopiertechnik: Öltropfen zwischen Objekt und Objektiv verbessert das Bild
Oligurie	verminderte Harnmenge (< 400 ml/24 h)
Omarthrose	Schultergelenksarthrose
onkogen (kanzerogen)	Krebs erzeugend

Okkultbluttest, z. B. Haemoccult®

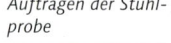 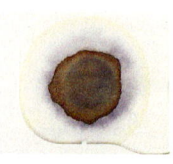 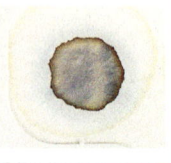 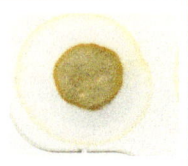

Auftragen der Stuhlprobe	*positiv = Blutnachweis*	*positiv = Blutnachweis*	*negativ = kein Blutnachweis*

Begriff	Erklärung
Onkologe	Krebsspezialist (Internist mit Schwerpunkt Onkologie)
Onychomykose	Nagelpilz ▶ Abb. unten
OP	1) **Op**eration, 2) **Op**erationssaal
Ophthalmoskop	Augenspiegel, Gerät zur Betrachtung des Augenhintergrundes d. h. der Netzhaut
Opioide (Opiate)	opiumähnliche Stoffe; 1) Arzneimittel, z. B. Tramadol, Tilidin, Codein, Morphin, Oxycodon, 2) körpereigene schmerzhemmende Stoffe (Endorphine, Glückshormone)
oral	1) im Mund, z. B. orale Candidose; 2) Arzneimitteleinnahme: durch den Mund, peroral
orale Antidiabetika (OAD)	oral anwendbare Medikamente zur Behandlung des Typ-2-Diabetes
oraler Glukose-Toleranztest (oGTT)	standardisierter Glukosestoffwechseltest mit BZ-Messungen vor und 60 bzw. 120 min nach Trinken einer Lösung mit 75 g Glukose ▶ Abb. unten
Orbita	Augenhöhle
Orchitis	Hodenentzündung, z. B. durch Mumpsviren
Organsymptome	spezifische Symptome an einem erkrankten Organ, z. B. Heiserkeit bei Laryngitis; Tonsillitis; Ggs. Allgemeinsymptome
Orthopnoe	aufrechtes Sitzen wegen stärkster Luftnot, z. B. bei Linksherzinsuffizienz ▶ Abb. S. 64
orthostatische Dysregulation	mangelnde Blutdruckregulierung beim Aufstehen vom Sitzen oder Liegen oder bei langem Stehen; ugs. Kreislaufstörungen
Os	1) sprich „ohs": Mund, z. B. per os: durch den Mund, 2) sprich „oss": Knochen

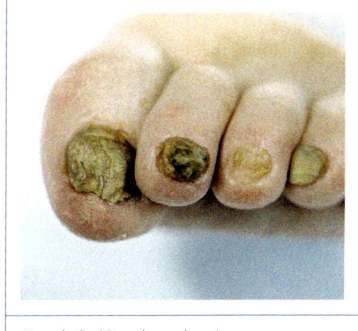

Nagelpilz (Onychomykose)

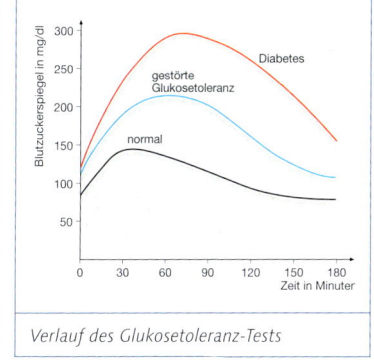

Verlauf des Glukosetoleranz-Tests

Begriff	Erklärung
Os coxae	Hüftbein; sog. Beckenknochen; besteht aus Darmbein, Schambein und Sitzbein
Os ilium	Darmbein; vgl. Ileum (Krummdarm) ► Abb. S. 24
Os sacrum	Kreuzbein ► Abb. S. 24
Ösophagus, der	Speiseröhre ► Abb. S. 55
Ösophaguskarzinom	Speiseröhrenkrebs
Ösophagussphinkter, unterer (UÖS)	Schließmuskel (ringförmiger Muskel) der Speiseröhre am Übergang zum Magen ► Abb. S. 54
Ösophagusvarizen	Krampfadern in der Speiseröhre, die sich bei Leberzirrhose (oder Lebermetastasen) bilden
Osteoblasten	Knochen aufbauende Zellen
Osteodensitometrie	Knochendichtemessung; vgl. ► DXA
Osteoklasten	Knochen abbauende Zellen

Osteo**b**lasten **b**auen Knochensubstanz, Osteo**k**lasten **k**lauen Knochensubstanz.

Begriff	Erklärung
Osteomalazie	Knochenerweichung; Vitamin-D-Mangelkrankheit bei Erwachsenen; vgl. ► Rachitis
Osteopenie	verringerte Knochendichte, die weniger ausgeprägt ist als Osteoporose
Osteophyten	pathol. Knochenausläufer bei Arthrose
Osteoporose	Knochenschwund mit erhöhter Frakturgefahr
Osteosarkom	maligner Knochentumor
Osteosynthese	chirurgisches Zusammenfügen von Knochenfragmenten mit Metallteilen

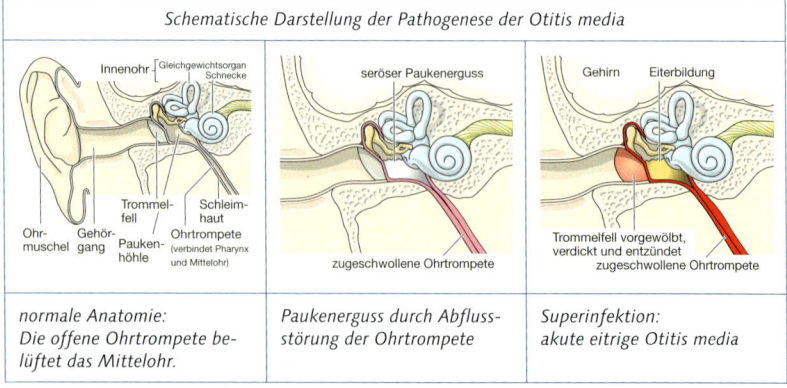

Schematische Darstellung der Pathogenese der Otitis media

Innenohr · Gleichgewichtsorgan · Schnecke

seröser Paukenerguss

Gehirn · Eiterbildung

Ohrmuschel · Gehörgang · Trommelfell · Paukenhöhle · Schleimhaut · Ohrtrompete (verbindet Pharynx und Mittelohr)

zugeschwollene Ohrtrompete

Trommelfell vorgewölbt, verdickt und entzündet · zugeschwollene Ohrtrompete

normale Anatomie:
Die offene Ohrtrompete belüftet das Mittelohr.

Paukenerguss durch Abflussstörung der Ohrtrompete

Superinfektion:
akute eitrige Otitis media

Begriff	Erklärung
Östrogen	wichtigstes weibliches Sexualhormon
Östrogenphase (Follikelphase; Proliferationsphase)	erste Phase des Menstruationszyklus: Östrogenbildung und Eizellreifung im Follikel, Proliferation (Wachstum) der Funktionsschicht des Endometriums
Otalgie	Ohrenschmerz
Otitis externa	Gehörgangsentzündung
Otitis media	Mittelohrentzündung ▶ Abb. S. 102
Otoskop	Ohrenspiegel, Gerät zur Betrachtung des Trommelfells
Ovarialkarzinom	Eierstockkrebs
Ovar, das (Mz. Ovarien)	Eierstock, paarige Keimdrüse der Frau; bildet Östrogen, Progesteron und reife Eizellen ▶ Abb. S. 57
Ovulation	Eisprung ▶ Abb. S. 90
Ovulationshemmer (Antibabypille; „Pille")	hormonelles Kontrazeptivum, das den Eisprung hemmt bzw. nicht auslösen lässt
ovulatorisch	bzgl. Menstruationszyklus: mit Eisprung; Ggs. anovulatorisch (ohne Eisprung)
Oxidation	Veränderung durch Reaktion mit Sauerstoff; fördert im Körper Arteriosklerose und Alterung; vgl. ▶ Antioxidans

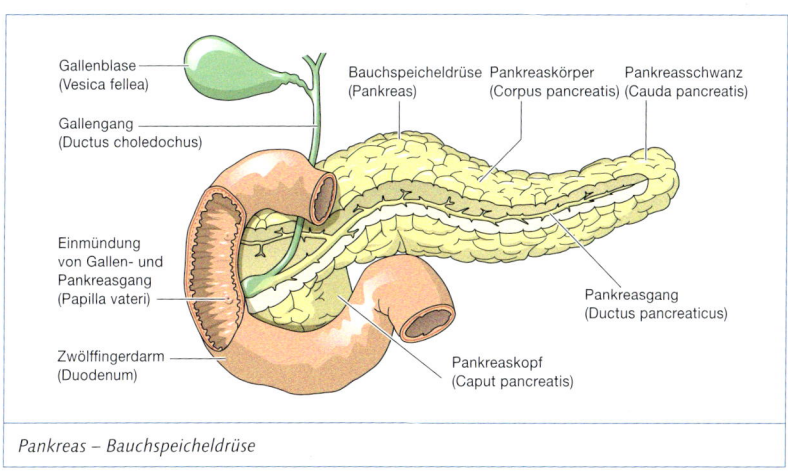

Pankreas – Bauchspeicheldrüse

Begriff	Erklärung
p.-a. (**p**osterior-**a**nterior)	von hinten nach vorn; Strahlenrichtung beim Röntgen; Ggs. a.-p.
paarig	doppelt, d. h. paarweise vorhanden
Packungsjahr (engl. Pack year)	Maß für die gerauchte Zigarettenmenge; 1 Packung/Tag 1 Jahr lang = 1 Packungsjahr
Paddles (Pads)	Plattenelektroden des ▶ Defibrillators
palliativ	lindernd; Ggs. heilend (kurativ)
Palliativmedizin	Medizin mit dem Ziel, nicht heilbare Leiden zu lindern; z. B. Schmerztherapie bei Krebs
Palpation	Abtasten, Teil der ▶ klinischen Untersuchung ▶ 🐴 S. 77
Pankreas, das	Bauchspeicheldrüse; 1) endokrine Drüse; Sekrete: Insulin, Glukagon; 2) exokrine Drüse; Sekrete: Verdauungsenzyme ▶ Abb. S. 103 ▶ Tab. S. 151
Pankreaskarzinom	Bauchspeicheldrüsenkrebs
Pankreatitis	Bauchspeicheldrüsenentzündung
Pap-Abstrich (Kw. für Papanicolaou-Abstrich)	zytologische Untersuchungsmethode zur Früherkennung des Zervixkarzinoms

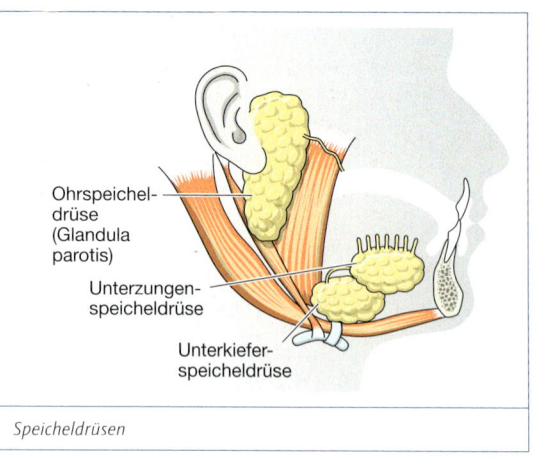

Ohrspeichel-drüse (Glandula parotis)

Unterzungen-speicheldrüse

Unterkiefer-speicheldrüse

Speicheldrüsen

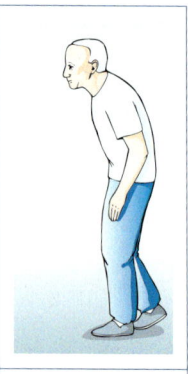

Typ. Gangbild des Parkinson-Kranken: kleinschrittig, schlur-fend, vornüber ge-beugter Oberkörper, hohe Stolper- und Sturzgefahr

Begriff	Erklärung
Papille (Papilla vateri)	kleine Erhebung in der Duodenalschleimhaut; Mündung der Gallen- und Pankreasgänge ▶ Abb. S. 103
Parasit	Schädling, Schmarotzer
parasternal	neben dem Brustbein
Parasympatikus	„Ruhenerv" des unbewussten Nervensystems
paravasal	neben ein Blutgefäß, d. h. ins Gewebe
Paravasat, das	Injektions- bzw. Infusionslösung, die durch Fehlpunktion ins Gewebe gelangt ist
Parästhesie	Missempfindung, z. B. Kribbeln, Taubheit
parenteral	Applikationsart: den Magen-Darm-Trakt umgehend, z. B. Injektion, Infusion
Parese	unvollständige Lähmung; Schwäche; vgl. ▶ Plegie
Parkinson (M. Parkinson; Parkinson-Syndrom; nach J. Parkinson)	neurologische Erkrankung mit zunehmenden Bewegungsstörungen; sog. Schüttellähmung; 1) Plus-Symptome: Tremor (Zittern, „Schütteln"), 2) Minus-Symptome: typische Gangstörung, Unbeweglichkeit („Lähmung") ▶ Abb. S. 104
Parotis	Ohrspeicheldrüse ▶ Abb. S. 104
Parotitis	Ohrspeicheldrüsenentzündung; 1) Parotitis epidemica (Mumps), 2) autoimmun u. a. *mumpskrankes Kleinkind*
Partus	Geburt; vgl. ▶ postpartal
Passivimpfung (passive Impfung; Passivimmunisierung)	Impfung mit Antikörpern aus Spenderblut; schützt sofort, aber nur wenige Wochen; vgl. ▶ Aktivimpfung; ▶ Simultanimpfung
Patella	Kniescheibe ▶ Abb. S. 127
Patellarsehnenreflex (PSR)	Reflex durch Beklopfen der Sehne unterhalb der Kniescheibe; vgl. ▶ Muskeleigenreflexe
pathogen	krank machend ▶ Abb. S. 18
Pathogenese	Krankheitsentstehung
Pathogenität	Fähigkeit, krank zu machen
Pathologe	Facharzt für Krankheitslehre
Pathologie	Krankheitslehre
pathologisch	krankhaft, z. B. Befund, Blutwert, Verhalten
Patient	Kranker; Leidender

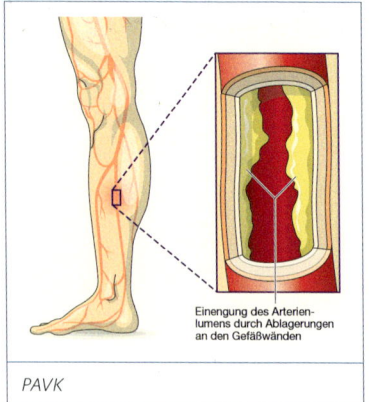

Einengung des Arterien-
lumens durch Ablagerungen
an den Gefäßwänden

PAVK

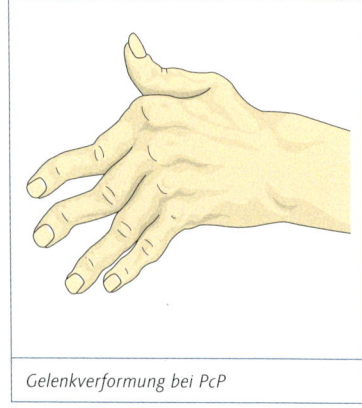

Gelenkverformung bei PcP

Begriff	Erklärung
Paukenerguss	Sekretansammlung in der Paukenhöhle ► Abb. S. 102
Paukenhöhle	Raum im Mittelohr ► Abb. S. 102
PAVK (pAVK; **p**eriphere **a**rterielle **V**erschluss**k**rankheit)	Arteriosklerose der Beinarterien; ugs. Raucherbein; vgl. ► Claudicatio intermittens ► Abb. oben
PcP (chron. Polyarth-ritis; cP; rheumatoide Arthritis; rA; sog. Rheuma)	**p**rimär **c**hron. **P**olyarthritis; langwierige, schubweise Autoimmunkrankheit mit rezidivierender Entzündung vieler Gelenke und ggf. bleibenden Gelenkverformungen ► Abb. oben
PCR	► **P**olymerase-**K**etten**r**eaktion
PD	**P**rivat**d**ozent
PDT	**p**hoto**d**ynamische **T**herapie; Medikamenten- und Licht-therapie bei Makuladegeneration
Peak Flow	maximale Atemstromstärke bei Ausatmung; Messwert für die Asthma-Verlaufskontrolle
Peak-Flow-Meter	Messgerät für den exspiratorischen Spitzenfluss zur Asthma-Selbstkontrolle *Peak-Flow-Meter*
Pearl-Index	Maß für die Wirksamkeit von Verhütungsmethoden; der Wert in % gibt die Anzahl der Schwangerschaften bei 100 Paaren/1 Jahr an

Begriff	Erklärung
PEG	**p**erkutane **e**ndoskopische **G**astrostomie; schlauchartige Magensonde, die durch die Bauchhaut in den Magen führt 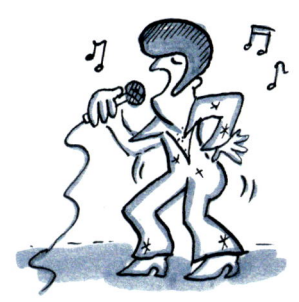
Pelvis	Becken

Elvis Presley war für seine sexy Beckenbewegungen bekannt. Spitzname: Elvis the Pelvis

Begriff	Erklärung
Penicillin	wichtiges Antibiotikum
Penicillinallergie	Allergie bei ca. 5 % der Pat.; Symptome z. B. Ausschlag, Atemnot, allergischer Schock
PEP	▶ **P**ost**e**xpositions**p**rophylaxe
Pepsin	Eiweiß spaltendes Enzym des Magens
Peptid	Molekül aus 2–99 Aminosäuren; vgl. ▶ Protein
peranal	durch den Anus (After)
Perforation	Wanddurchbruch eines Hohlorgans; 1) durch Krankheit, z. B. Magenulkus, 2) durch medizinische Maßnahme, z. B. Koloskopie ▶ Abb. S. 43
Perikard	Herzbeutel ▶ Abb. S. 95
Perineum	Damm; Bereich zwischen Genitale und Anus ▶ Abb. S. 57
perioperativ	vor, während oder nach einer OP
peripher	fern (vom Herzen, ZNS bzw. Rumpf)
periphere arterielle Verschlusskrankheit	▶ PAVK; symptomatische Arteriosklerose der Beinarterien; ugs. Raucherbein ▶ Abb. S. 106
Periost	Knochenhaut ▶ Abb. S. 45
peripheres Nervensystem (PNS)	alle Nerven, die nicht zum ▶ ZNS gehören: periphere Nerven und Hirnnerven ▶ Abb. S. 78

Begriff	Erklärung
Peristaltik	wellenförmige Bewegung der glatten Muskulatur, z. B. im Ureter und GI-Trakt
Peritoneum	Bauchfell; dünner Überzug der Bauchorgane ▶ Abb. S. 46
Peritonitis	Bauchfellentzündung
Perkussion	diagnostisches Beklopfen ▶ Abb., S. 77 f.
perkutan (percutan)	durch die Haut; 1) Infektionsart, 2) Art der Arzneimittelapplikation (syn. transkutan)
peroral (Kw. oral)	bzgl. Arzneimittelapplikation: durch den Mund; durch Einnehmen; Ggs. parenteral ▶ Abb. S. 43

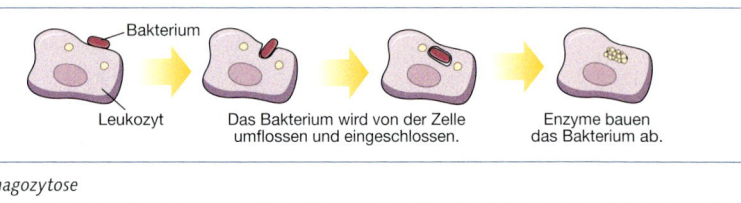

Phagozytose

Begriff	Erklärung
Pertussis	Keuchhusten
Petrischale (nach J. Petri)	flache Plastikschale mit Deckel zur Anzucht von Mikroorganismen ▶ Abb. S. 23
Pfortader	großes Blutgefäß; führt Blut aus dem GI-Trakt zur Leber ▶ Abb. S. 62
Phagozytose	sog. Fressvorgang der Zelle, Aufnahme von Stoffen mit Hilfe der Zellmembran ▶ Abb. oben
Pharmakologie	Wissenschaft von den Arzneimittelwirkungen
Pharmakon, das	1) Arzneimittel; dosisabhängig: 2) Gift
Pharmazie	Wissenschaft von Herstellung, Lagerung, Handel und Abgabe von Arzneimitteln
Pharmazeut	Gelehrter der Pharmazie; Apotheker
Pharyngitis	Rachenentzündung
Pharynx	Rachen ▶ Abb. S. 21
Phimose	Vorhautverengung
pH-Wert	Messwert für den Säuregehalt eines Stoffes; je niedriger der pH, desto saurer der Stoff
Physik (Adj. physikalisch)	Wissenschaft der Naturgesetze wie Wärme, Kälte, Strahlen, Kräfte usw.
physikalische Therapie	medizinische Anwendungen, bei denen physikalische Faktoren genutzt werden

Begriff	Erklärung
physiologisch	normal; bei gesunder Körperfunktion
Physiotherapie	Krankengymnastik; med. Behandlungen, die auf aktiver und passiver Bewegung beruhen
Phytopharmakon	pflanzliches Arzneimittel
Phytotherapie	Behandlung mit pflanzlichen Arzneimitteln
Pipette (Verb pipettieren)	röhrenförmiges Gerät zur exakten Abmessung und Entnahme von Flüssigkeiten
PKV	**P**rivate **K**ranken**v**ersicherung
Plaque	Ablagerung, z. B. bei Arteriosklerose
Plasma	flüssiger Anteil des ungeronnenen Blutes; im Ggs. zu Serum enthält das Plasma Fibrinogen ▸ Abb. unten
Plasmaexpander	Blutersatzlösung; künstlich hergestellte Infusionslösung, die bei Blutverlusten Transfusionen einspart bzw. ersetzt
Plasmaproteine	Eiweiße des Blutplasmas (u. a. zum Stofftransport)
Plasmid	ringförmiges Erbmaterial außerhalb der DNA ▸ Abb. S. 23
Plazebo (Placebo)	wirkstofffreies Scheinmedikament
Plazenta (Placenta)	Mutterkuchen
Plegie	vollständige Lähmung; vgl. ▸ Parese
Pleura	Brustfell; bestehend aus innerem (Lungenfell) und äußerem Blatt (Rippenfell) ▸ Abb. S. 21
Pleuraerguss	krankhafte Flüssigkeitsansammlung im Pleuraspalt, z. B. bei ▸ Pleuritis oder Krebs
Pleuraspalt (-raum)	minimaler Spalt zwischen Lungen- und Rippenfell, gefüllt mit Gleitflüssigkeit
Pleuritis	Brust- bzw. Rippenfellentzündung
PMS	▸ **prä**menstruelles **S**yndrom
Pneumocystis carinii	Protozoon; Pneumonieerreger bei Aids

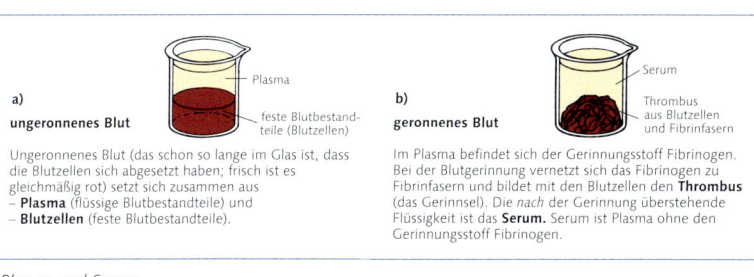

a)
ungeronnenes Blut
Plasma
feste Blutbestandteile (Blutzellen)

Ungeronnenes Blut (das schon so lange im Glas ist, dass die Blutzellen sich abgesetzt haben; frisch ist es gleichmäßig rot) setzt sich zusammen aus
– **Plasma** (flüssige Blutbestandteile) und
– **Blutzellen** (feste Blutbestandteile).

b)
geronnenes Blut
Serum
Thrombus aus Blutzellen und Fibrinfasern

Im Plasma befindet sich der Gerinnungsstoff Fibrinogen. Bei der Blutgerinnung vernetzt sich das Fibrinogen zu Fibrinfasern und bildet mit den Blutzellen den **Thrombus** (das Gerinnsel). Die *nach* der Gerinnung überstehende Flüssigkeit ist das **Serum.** Serum ist Plasma ohne den Gerinnungsstoff Fibrinogen.

Plasma und Serum

A B C D E F G H I J K L M N O P Q R S T U V W X Y Z

Begriff	Erklärung
Pneumonie	Lungenentzündung
PNP	▶ **P**oly**n**euro**p**athie
Poliomyelitis (Polio)	virale Rückenmarkentzündung; ggf. mit bleibender Lähmung; sog. Kinderlähmung
Pollinose	Pollenallergie, z. B. Heuschnupfen
Polyarthritis	Entzündung vieler Gelenke; ▶ PcP ▶ Abb. S. 106
Polydipsie	verstärkter Durst
Polyglobulie (Erythrozytose)	Vermehrung der roten Blutkörperchen; Hkt, Hb, Erys; Ggs. Anämie
Polymenorrhö	zu häufige Menstruation
Polymerase-Ketten-reaktion (PCR)	Labormethode zum Frühnachweis von Erregern bzw. deren Erbsubstanz
Polyneuropathie (PNP)	Krankheit vieler Nerven des peripheren Nervensystems, z. B. bei Diabetes mellitus
Polyp	Schleimhautwucherung in das Lumen eines Hohlorgans, z. B. Nase oder Darm
Polypektomie	Polyp(en)entfernung

Adenom
Darmlumen
Darmwand
Elektro-schlinge

Begriff	Erklärung
Polysaccharid (griech. = Vielfachzucker)	Zuckerstoff aus vielen Monosacchariden, z. B. Stärke, Glykogen, Zellulose ▶ Abb. S. 122
Polyurie	erhöhte Harnmenge (>2500 ml/24 h)
Port (Kw. für Portkathetersystem)	operativ eingesetzter Venenzugang, dessen Gummimembran subkutan leicht punktierbar ist; erleichtert Infusionen (z. B. bei Krebstherapie)
Portio	Muttermund ▶ Abb. S. 57
posterior	hinten, der hintere ▶ Abb. S. 14
Postexpositions-prophylaxe (PEP)	Infektionsbehandlung sofort bzw. kurz nach wahrscheinlicher Infektion, z. B. durch Nadelstich; 1) Simultan- oder Passivimpfung (HBV, Tetanus), 2) Virustatika (HIV)
postkoital	nach dem Koitus, z. B. „Pille danach"
Postmenopause	Lebensphase der Frau nach der Menopause
postnatal	nach der Geburt (das Kind betreffend)
postoperativ	nach der Operation; Ggs. präoperativ
postpartal (p. p.)	nach der Geburt (die Mutter betreffend)

Begriff	Erklärung
postpartale Depression	Wochenbettdepression, v. a. durch die Hormonumstellung nach Entbindung
postprandial	nach einer Mahlzeit; Ggs. präprandial
Poststreptokokken-Krankheiten	Krankheiten durch immunologische Fehlreaktion nach Streptokokkeninfektionen; 1) Glomerulonephritis, 2) Endokarditis, 3) rheumatisches Fieber
p. p.	1) **p**er **p**rimam; primäre Wundheilung; 2) **p**ost **p**artum, d. h. nach der Geburt
p. s. (per **s**ecundam)	sekundäre Wundheilung
PPI	▶ **P**rotonen**p**umpenblocker (engl. = **i**nhibitor)
präfinal	vor dem Tode; sterbend
Präkanzerose	Krebs-Vorstadium, das unbehandelt in Krebs übergeht, z. B. aktinische Keratose
prämenstruelles Syndrom (PMS)	Symptome durch Hormonungleichgewicht am Zyklusende, z. B. Ödeme, Verstimmung
pränatal	vor der Geburt; vorgeburtlich (das Kind betreffend); Ggs. postnatal
Pränataldiagnostik	Oberbegriff für Diagnostik zur Erkennung von Krankheiten des ungeborenen Kindes
präoperativ	vor der Operation; Ggs. postoperativ
präpartal	vor der Geburt (die Schwangere betreffend); Ggs. postpartal
präprandial	bzgl. BZ-Kontrolle: vor einer Mahlzeit; nüchtern; Ggs. postprandial
✒ **Präputium**	Vorhaut ▶ Abb. S. 56
Prävention (Prophylaxe)	Vorbeugung bzw. Vorbeugungsmaßnahmen; drei Stufen: ▶ Primärprävention, ▶ Sekundärprävention, ▶ Tertiärprävention
Presbyakusis	Altersschwerhörigkeit
Presbyopie	Altersfehlsichtigkeit
primär (lat. = erst, anfangs)	1) zuerst; direkt; z. B. Primärprävention, 2) ohne (erkennbare) Ursache, z. B. primäre Hypertonie; Ggs. sekundäre Hypertonie
primär insulinabhängiger Diabetes mellitus	Typ-1-Diabetes; wegen der Inselzellzerstörung muss von Anfang an und lebenslang Insulin injiziert werden
✒ **Primärharn**	Harnvorstufe; wird durch Filterung des Blutes in den Nieren gebildet (ca. 150 l/24 h) ▶ Abb. S. 58

Begriff	Erklärung
Primärprävention (primäre Prävention)	erste Präventionsstufe: Verhinderung der Krankheitsentstehung, indem man Gesunde gesund erhält (z. B. durch Impfungen, Sport)
PRIND	**p**rolongiertes **r**eversibles **i**schämisches **n**eurologisches **D**efizit; Blutmangelkrankheit des Gehirns mit Symptomrückbildung ≤7 Tagen; vgl. ▶TIA, ▶Schlaganfall ▶Abb. S.123
Prodromalsymptom (Prodrom)	unspezifisches Vorläufersymptom einer Infektionskrankheit, z. B. Gliederschmerzen
produktiv	bzgl. Husten: schleim- bzw. sekretfördernd
Progesteron	Gelbkörperhormon ▶Abb. S.90
Progesteronphase (Gelbkörperphase; Sekretionsphase)	zweite Zyklusphase ab der Ovulation; der ehemalige Follikel bildet Gelbkörperhormon (Progesteron) ▶Abb. S.90
Prognose	Heilungsaussicht
Proktoskop	spekulumartiges Untersuchungsgerät zur Inspektion von Analkanal und Hämorrhoiden
Prolaps (griech. = Vorfall)	1) Bandscheibenvorfall, 2) Gebärmuttervorfall, 3) Mastdarmvorfall ▶Abb. S.38
Proliferationsphase (Follikelphase)	erste Zyklusphase, in der das Endometrium wächst (proliferiert) ▶Abb. S.90
Pronation	Einwärtsdrehung von Handfläche/Fußsohle; Ggs. Supination ▶Abb. S.10
Prophylaxe	Prävention; Vorbeugung; Schutzmaßnahmen
Prostaglandin	Botenstoff, v. a. bei Entzündungen
Prostaglandin-synthesehemmer (NSAR; COX-Hemmer)	Arzneimittelgruppe gegen entzündungsbedingten Schmerz; z. B. Diclofenac, Ibuprofen, ASS
Prostata	Vorsteherdrüse des Mannes; exokrine Drüse; Sekret bildet ca. 30 % des Spermavolumens ▶Abb. S.56
Prostataadenom	veraltet für ▶benignes Prostatasyndrom
Prostatakarzinom	Krebs der Vorsteherdrüse
Protein (Eiweiß)	Nährstoffmolekül aus ≥100 Aminosäuren ▶Abb. S.12
Proteinurie	Eiweißausscheidung im Urin (>150 mg/24 h)
Prothese	künstliches Körperteil, z. B. Beinprothese
Prothrombin	wichtiger Blutgerinnungsstoff
Protonenpumpe	Salzsäure bildende Struktur der Magenschleimhaut
Protonenpumpen-blocker (PPI)	Medikamente zur Verminderung der Magensäurebildung; Kw. Säureblocker; z. B. Omeprazol, Pantoprazol

Begriff	Erklärung
Protozoen (Ez. Protozoon, das)	tierische Einzeller; sog. Urtierchen; davon sind einige pathogen, z. B. ► Toxoplasma
Protrusio(n)	teilweise Vorwölbung des Gallertkerns einer geschädigten Bandscheibe; vgl. ► Diskusprolaps ► Abb. S. 38
proximal	zur Körpermitte (zum Rumpf) hin ► Abb. S. 14
PSA	**p**rostata**s**pezifisches **A**ntigen; Blutwert zur Früherkennung und Verlaufskontrolle des Prostatakarzinoms
Pseudarthrose	„Falschgelenk"; pathologische, bewegliche Verbindung nicht verheilter Frakturenden
Pseudokrupp (stenosierende Laryngitis)	akute virale Kehlkopfentzündung bei Kleinkindern mit Husten, ziehendem Atemgeräusch (Stridor) und ggf. Atemnot
Psoriasis	Schuppenflechte
PSR	► **P**atellar**s**ehnen**r**eflex
psychogen (sprich „psychogehn")	seelisch bedingt bzw. verursacht
Psychose (Adj. psychotisch)	Krankheit des seelisch-geistigen Erlebens, oft mit Wahn; vgl. ► Schizophrenie, Neuroleptika
Psychosomatik (Adj. psychosomatisch)	Lehre von den Wechselbeziehungen zwischen Seele und Körper
PTCA (**p**erkutane **t**ransluminale **K**oronar-**A**ngioplastie)	Öffnung eines verschlossenen Koronargefäßes mit Spezialkatheter; ggf. mit Ballondilatation und/oder Stenteinlage
PTT (aktivierte **p**artielle **T**hromboplastin**z**eit, aPTT; **Pro**thrombin**z**eit)	Gerinnungstest; gängige Methoden: ► Quick und ► INR ► Tab. S. 158
Puerperium	► Wochenbett
Pulmonalarterie (A. pulmonalis)	Lungenarterie, beginnt mit der Pulmonalklappe im rechten Ventrikel ► Abb. S. 63
Pulmonalklappe	Taschenklappe in der Pulmonalarterie ► Abb. S. 63
Pulsfrequenz	Zahl der Pulswellen pro Minute
Puls (lat. pulsus = Stoß, Schlag)	durch Muskelkontraktion des Herzmuskels ausgelöste tastbare Druckwelle
Punktion (Verb punktieren)	Einstich, z. B. durch die Haut in ein Blutgefäß oder eine Körperhöhle
Purin, das (Ez.; Mz. Purine)	Abbauprodukt von Zellen, z. B. purinreicher Nahrungsmittel (u. a. Fleisch); bei Überschuss entstehen ggf. Hyperurikämie und Gicht

A
B
C
D
E
F
G
H
I
J
K
L
M
N
O
P
Q
R
S
T
U
V
W
X
Y
Z

Begriff	Erklärung
Purkinje-Fasern (nach J. Purkinje)	kleinste Fasern im Reizleitungssystem des Herzens; erregen das Ventrikelmyokard ▶ Abb. S. 117
PUVA (**P**soralen plus **UV-A**-Strahlen)	Kombinationstherapie, z. B. bei Psoriasis; Psoralene sind spezielle Arzneistoffe
Pyelonephritis	Nierenbeckenentzündung ▶ Abb. S. 60
Pylorus	Magenpförtner; Schließmuskel am Magenausgang ▶ Abb. S. 54
Quadrant	Viertel der Brustdrüse; wichtig zur Befund-dokumentation in der Mammadiagnostik, z. B. 1 cm große Zyste im oberen äußeren Quadranten
qualitativer Nachweis	Testmethode, die das Vorhandensein eines Stoffes nach-weist: Ja/Nein bzw. +/–, z. B. beim Schwangerschaftstest; Ggs. quantitativer Nachweis
quantitativer Nachweis	Testmethode mit genauer Mengenangabe, z. B. die Kreati-ninausscheidung in mg/24 h; vgl. ▶ qualitativer Nachweis, ▶ semiquantitativ
Querschnitts-lähmung	Aufhebung oder Störung von Nervenfunktionen durch Rückenmarkschaden
Quick (Quickwert; nach A. Quick)	veraltete Methode zur Messung der ▶ Thromboplastinzeit ▶ Tab. S. 158
Quotient	Verhältnis; z. B. LDL: (sprich „zu") HDL = 4
rA	**r**heumatoide **A**rthritis; ▶ PcP
Rachitis	Vitamin-D-Mangelerkrankung bei Kindern; vgl. ▶ Osteomalazie
radial (lat. radialis)	zur Speiche bzw. zum Daumen hin ▶ Abb. S. 14
Radiologie	medizinische Fachrichtung, die Strahlen diagnostisch nutzt; vgl. ▶ Nuklearmedizin
Radius	Speiche (Unterarmknochen) ▶ Abb. S. 127

Begriff	Erklärung
Radiusfraktur, distale	typischer Speichenbruch, häufigste Fraktur des Menschen (25 % aller Frakturen)

Bruchlinie

RCX (**R**amus **c**ircumfle**x**us; RC)	Ast der li. Koronararterie, der das li. Herz umschlingt ► Abb. S. 81
Reaktion (Adj. reaktiv)	Antwort auf einen Reiz
Reanimation	Wiederbelebung; 1) Basismaßnahmen (BLS): Freimachen der Atemwege, Beatmung, Herzdruckmassage, 2) erweiterte Maßnahmen (ALS) mit Medikamenten und/oder Geräten ► Abb. S. 116
Recapping	regelwidriges Wiederaufstecken der Schutzkappe auf gebrauchte Kanüle; cave Nadelstich!

Reduktionsdiät	kalorienarme Diät zur Gewichtsabnahme
reflektorisch	reflexartig; durch unbewusste Reaktion
Reflex	unwillkürliche, regelhaft ablaufende Antwort auf einen Reiz, z. B. ► Muskeleigenreflex
Reflux	pathol. Rückfluss; 1) von Urin in den Ureter, 2) von Magensäure in die Speiseröhre
Refluxkrankheit	durch gastroösophagealen Reflux bedingte Beschwerden, z. B. Sodbrennen, Ösophagitis
Refluxösophagitis	Speiseröhrenentzündung durch Reflux von Magensäure; Risiko: ► Barrett-Ösophagus

endoskopisches Bild bei verätzter Speiseröhre

refraktär	1) nicht erneut erregbar; vgl. ► Refraktärzeit, 2) ► therapierefraktär
Refraktärzeit	Erholungszeit des Herzmuskels nach einer Herzaktion, während der er nicht erregbar ist
Refraktion	Brechkraft (des Auges)
Refraktometrie	Brechkraftmessung (am Auge)

Schema für die Herz-Lungen-Wiederbelebung (CPR) Erwachsener

Bewusstloser Patient

NOTRUF

Atmung überprüfen und Kreislauf prüfen (Puls tasten)

falls keine Atmung, aber Puls:

beatmen

falls keine Atmung und kein Puls:

CPR = Basismaßnahmen im Rhythmus 30:2 (Herzdruckmassage: Beatmung)

Rhythmusanalyse über Defibrillator-Paddles

bei Kammerflimmern:	bei Asystolie:
Defibrillation	5 × 30:2 und erneut Paddles aufsetzen sowie neue Rhythmusanalyse

sofort anschließend CPR: 5 × 30:2

Rhythmusanalyse und bei Kammerflimmern erneut Defibrillation

CPR: 5 × 30:2

ggf. nochmals: Rhythmusanalyse und bei Kammerflimmern erneut Defibrillation

CPR: 5 × 30:2

i.v.-Zugang legen (3. Helfer soll dies parallel zur CPR tun)
Defibrillation und 1 mg Adrenalin i.v. geben

CPR: 5 x 30:2 usw. bis: siehe oben bzw. Leitlinien Notfallmedizin

Hinweis:
Für Kinder und Säuglinge gelten leicht abweichende Regeln.

Begriff	Erklärung
Regeneration	Heilung, Erholung
Rehabilitation (Kw. Reha; tertiäre Prävention)	Wiedereingliederung ins Sozialleben durch weitgehende gesundheitliche Wiederherstellung; vgl. ▶ Nachsorge
Reizdarmsyndrom (engl. Irritable Bowel Syndrome, IBS)	Erkrankung mit funktionellen Störungen des Darms ohne nachweisbaren pathol. Organbefund; Urs. ▶ psychosomatisch
Reizleitungssystem (Erregungsleitungssystem)	spezialisierte Herzmuskelanteile, die Stromimpulse erzeugen und weiterleiten, damit die Herzmuskulatur geregelt arbeitet; Reizleitungsfolge: Sinusknoten, Vorhofbahnen, AV-Knoten, His-Bündel, Tawara-Schenkel, Purkinje-Fasern ▶ Abb. unten
Rekonvaleszenz	Gesundungsphase
rektal	das Rektum betreffend, z. B. rektale = peranale Arzneimittelapplikation ▶ Abb. S. 43
Rektosigmoidoskopie	Endoskopie des Enddarms (Rektum und Sigmoid)
Rektoskopie	Untersuchung des Rektums mit speziellem Endoskop (dem Rektoskop)
Rektum (Rectum)	Mastdarm ▶ Abb. S. 55

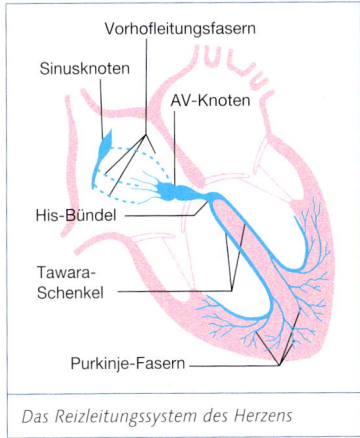

Das Reizleitungssystem des Herzens

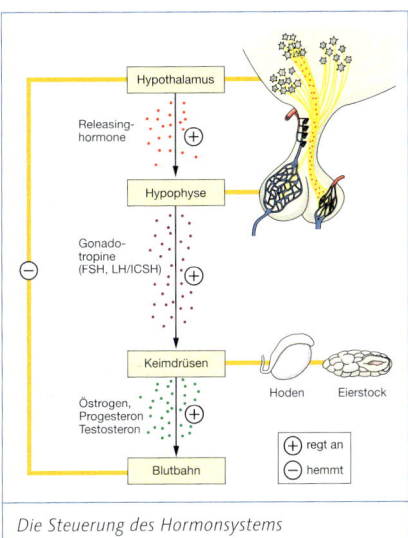

Die Steuerung des Hormonsystems

A B C D E F G H I J K L M N O P Q **R** S T U V W X Y Z

Begriff	Erklärung
Releasinghormone (engl. = Freisetzungs-hormone)	Steuerungshormone des Hypothalamus, die die Hypophyse anregen, hormonbildende Drüsen zu aktivieren, z. B. TRH, LH-RH ▶ Abb. S. 117
Ren (Nephros)	Niere ▶ Abb. S. 98
renal	die Niere(n) betreffend
renale Anämie	Anämie durch Erythropoetin-Mangel bei Nierenkrankheiten, z. B. Niereninsuffizienz
renale Osteopathie	durch Nierenkrankheit bedingter Verlust an Knochen-substanz bzw. Knochenqualität
Rendezvoussystem	Rettungssystem mit Treffen des Rettungstransportwagens (RTW) und Notarzteinsatzfahrzeugs (NEF) am Unfallort
Reposition (Verb reponieren)	Einrenken bzw. Wiedereinrichten 1) luxierter Knochen in die Gelenkpfanne, 2) dislozierter Knochenfragmente nach Frakturen
Resektion	operative Entfernung kranker Organteile ▶ Abb. S. 24
resistent	(für ein Antibiotikum) unempfindlich
Resistenz	Widerstandskraft; 1) angeborene körpereigene Abwehr, 2) tastbarer Widerstand bei Palpation, z. B. des Abdomens, 3) bakterielle Widerstandskraft gegen Antibiotika

Antibiogramm = Resistenzprüfung   Resistenz = Wiederstandskraft

Begriff	Erklärung
Resistogramm	▶ Antibiogramm ▶ Abb. oben
resorbierbar	bzgl. Nahtmaterialien: löst sich im Körper auf
Resorption (Verb resorbieren)	Stoffaufnahme oder -wiederaufnahme ins Blut, z. B. im Darm; Ggs. Sekretion
Respiration	(äußere) Atmung; besteht aus Einatmen (Inspiration) und Ausatmen (Exspiration) ▶ Abb. S. 147
respiratorisch	Atem-; Atmungs-; die Atmung betreffend
Restharn	nach Miktion in der Blase verbleibender Harn
Retikulozyt	junger, unreifer Erythrozyt ▶ Tab. S. 158
Retinopathie	Erkrankung der Augennetzhaut durch 1) diabetische Mikroangiopathie, 2) Hypertonie ▶ Abb. S. 87
retrograd	rückwärts; zurückgerichtet

Begriff	Erklärung
retrograde Amnesie	rückwärtsgerichteter Gedächtnisverlust; Erinnerungslücke in Bezug auf Ereignisse vor dem Unfall; typisch nach ▶ Schädel-Hirn-Trauma
retrosternal	hinter dem Brustbein (Sternum)
reversibel	umkehrbar, rückbildungsfähig; Ggs. irreversibel
Rezeptor	Empfangsmolekül, das bei Kontakt mit einem bestimmten Stoff (Hormon, Botenstoff) reagiert und die Information weiterleitet
Rezidiv	Rückfall; erneutes Auftreten
rezidivierend (rez.)	immer wieder auftretend, wiederkehrend
RF	1) ▶ **R**isikofaktor, 2) ▶ **R**heumafaktor
Rhesusfaktor	Erythrozyten-Antigen D; Rhesusantigen
rhesus-negativ (rh-)	Erythrozyten ohne Antigen D (Rhesus-Ag)
Rhesus-positiv (Rh+)	Bezeichnung für Erythrozyten mit Antigen D
Rhesus-Unverträglichkeit (Rhesus-Inkompatibilität)	Hämolyse beim Rh-pos. Fetus, dessen rh-neg. Mutter Antikörper gegen D hat; diese Antikörper zerstören kindliche Erythrozyten
Merke: Mutter rh-, Vater Rh+, Kind Rh+ => Rhesus-Unverträglichkeit ab der 2. Schwangerschaft	
Rheuma, das (Rheumatismus, der; Adj. rheumatisch)	entzündliche, schmerzhafte Autoimmunkrankheiten des Bewegungsapparates, ▶ PcP)
Rheumafaktor (RF)	Antikörper gegen menschliches Immunglobulin; ggf. bei PcP nachweisbar
rheumatoid	rheumaartig, rheumaähnlich
rheumatoide Arthritis	▶ PcP
Rheumatologe	Rheumaspezialist (Internist oder Orthopäde)
Rheumatologie	Lehre bzw. Heilkunde der entzündlichen Krankheiten des Bewegungsapparates

A B C D E F G H I J K L M N O P Q R S T U V W X Y Z

Begriff	Erklärung
Rhizarthrose	Arthrose des Daumensattelgelenks
Rhythmustod	plötzlicher Herztod; tödliches Herzversagen durch unbehandeltes Kammerflimmern
Rickettsien	intrazellulär wachsende, besonders kleine Bakterien; Erreger u. a. des Fleckfiebers
Rima ani	Gesäßfalte
Risikofaktor (RF)	gesundheitsschädigender Umstand, der das Risiko einer Erkrankung erhöht, z. B. ist Rauchen ein Risikofaktor für den Herzinfarkt
Risikoschwangerschaft	Schwangerschaft mit erhöhter Komplikationsgefahr, z. B. wegen Diabetes
RIVA (**R**amus **i**nterventricularis **a**nterior)	großer Ast der linken Koronararterie, der zwischen den beiden Ventrikeln verläuft ► Abb. S. 81
RLS (**R**estless-Legs-**S**yndrom)	Syndrom der unruhigen Beine; neurologische Störung u. a. mit nächtlichen Schmerzen und Bewegungsdrang der Beine
RNS (engl. RNA)	**R**ibo**n**uklein**s**äure; Erbsubstanz
Röntgen (engl. X-Ray; sprich „Ex-Ray")	Diagnostikmethode, die die von C. Röntgen entdeckten energiereichen Strahlen nutzt
Röntgen-Thorax (Kw. Rö-Thorax)	Röntgenuntersuchung des Thorax bzw. der Brustorgane
Röteln (Rubeola)	Viruskrankheit mit Exanthem
Rötelnembryopathie	Syndrom durch Rötelninfektion des Embryos; umfasst Herz-, Gehirn- und Augendefekte
Rp. (lat. **r**eci**p**e = nimm)	traditionelle Einleitung von Rezepten; ursprünglich Hinweis an den Apotheker
RR (nach S. **R**iva-**R**occi; sprich „Riwa-Rotschi")	Kw. für Blutdruck; die Messung erfolgt mit Armmanschette, Manometer und Stethoskop; vgl. ► Korotkow-Töne ► Abb. S. 121
RTW	**R**ettungs**t**ransport**w**agen; Rettungswagen
Rubeola	► Röteln
Rückenmarknerv (Spinalnerv)	Nerv, der durch ein Zwischenwirbelloch aus dem Rückenmark austritt und einen streifenförmigen Körperbereich versorgt ► Abb. S. 122
Ruhepuls	Pulsfrequenz in Ruhe bei Raumtemperatur; Normbereich für Erwachsene: 60–80/min
Ruptur	Zerreißen, Riss; z. B. ► Aneurysmaruptur

Begriff	Erklärung
Saccharid (Zucker)	Kohlenhydrat; nach Menge der Einzelmoleküle: 1) Monosaccharid (Einfachzucker), 2) Disaccharid (Doppelzucker), 3) Polysaccharid (Mehrfach-/Vielfachzucker) ▶ Abb. S.122
Sagittalachse	von dorsal nach ventral bzw. umgekehrt verlaufende Achse
Sagittalebene	längs durch den Körper verlaufende Ebene
Sakralkyphose	Kyphose (physiol. Biegung) des Kreuzbeins ▶ Abb. S.51
Salbe	fettreiche Zubereitung zur Hautbehandlung; Wasser-in-Öl-Emulsion; vgl. ▶ Creme
Samenleiter (Ductus deferens)	schlauchförmiges Hohlorgan zwischen Nebenhoden und Urethra ▶ Abb. S.56

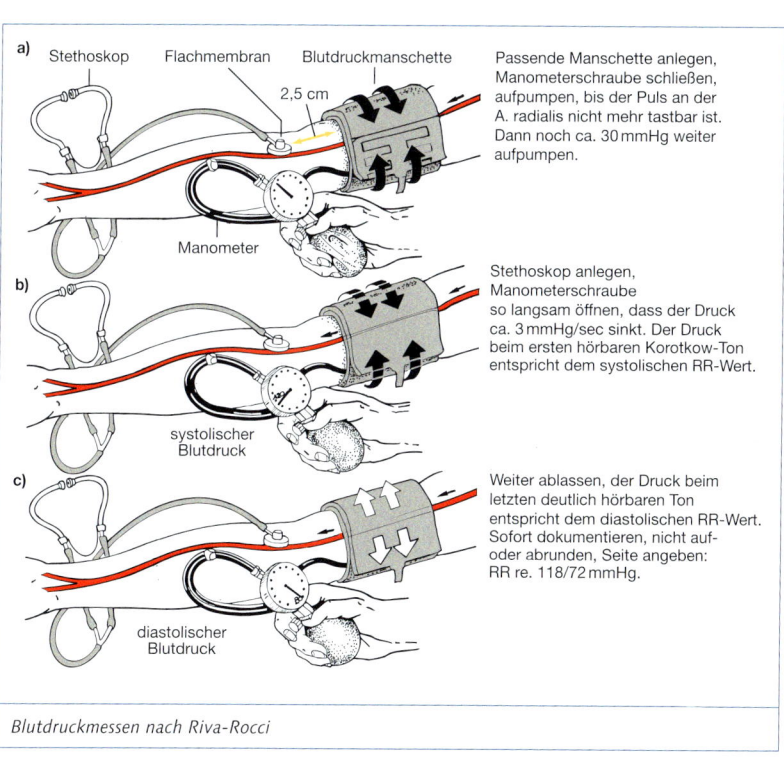

a) Stethoskop Flachmembran Blutdruckmanschette
2,5 cm
Manometer

Passende Manschette anlegen, Manometerschraube schließen, aufpumpen, bis der Puls an der A. radialis nicht mehr tastbar ist. Dann noch ca. 30 mmHg weiter aufpumpen.

b)
systolischer Blutdruck

Stethoskop anlegen, Manometerschraube so langsam öffnen, dass der Druck ca. 3 mmHg/sec sinkt. Der Druck beim ersten hörbaren Korotkow-Ton entspricht dem systolischen RR-Wert.

c)
diastolischer Blutdruck

Weiter ablassen, der Druck beim letzten deutlich hörbaren Ton entspricht dem diastolischen RR-Wert. Sofort dokumentieren, nicht auf- oder abrunden, Seite angeben: RR re. 118/72 mmHg.

Blutdruckmessen nach Riva-Rocci

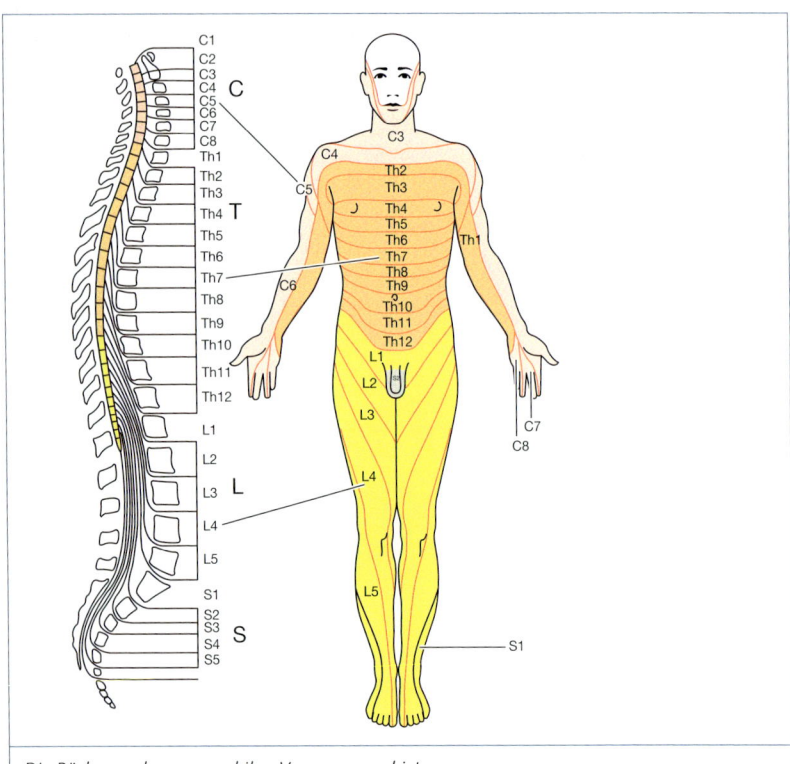

Die Rückenmarknerven und ihre Versorgungsgebiete

Traubenzucker
(Glukose)

Pflanzenstärke

Malzzucker
(Maltose)

tierische Stärke
(Glykogen)

Saccharide: Einfach-, Doppel- und Vielfachzucker

Begriff	Erklärung
Sanitation	Reinigung; dient der optischen Sauberkeit und der Hygiene (älterer Hygienebegriff)
Sarkoidose (Morbus Boeck; sprich „Buck")	entzündliche ▶ Systemerkrankung, die z. B. Lunge, Leber, Haut, ZNS, Nieren befällt
Sarkom, das	maligner Tumor des Binde-, Fett-, Knochen- oder Muskelgewebes; vgl. ▶ Karzinom
SAS	▶ **S**chlaf**a**pnoe**s**yndrom
Säure-Basen-Haushalt	Regelvorgänge, die den pH-Wert im Körper konstant halten
Säureblocker	Kw. für ▶ Protonenpumpenblocker (PPI)
Säureschutzmantel	dünner, leicht saurer Fett-Feuchtigkeits-Film der Epidermis; schützt vor Infektionen

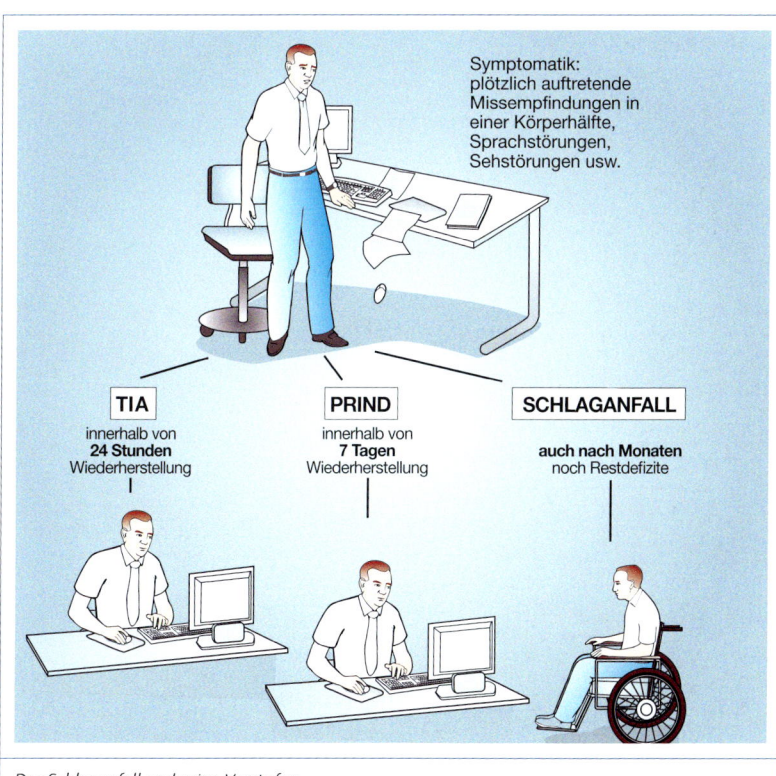

Der Schlaganfall und seine Vorstufen

Begriff	Erklärung
Scapula (Skapula)	Schulterblatt (paarig) ▶ Abb. S. 127
Scarlatina	▶ Scharlach
Schädel-Hirn-Trauma (SHT)	Verletzung von Schädel und Gehirn; Schweregrade: 1) Grad I = Commotio cerebri = Gehirnerschütterung (ohne nachweisbare Gewebsverletzung), 2) Grad II = Contusio cerebri = Gehirnprellung (mit nachweisbarer Verletzung), 3) Grad III = Compressio cerebri = Gehirnquetschung (nachweisbare Schäden und ggf. offene Schädelverletzung)
Scharlach (Scarlatina)	Streptokokkenangina mit typ. Exanthem

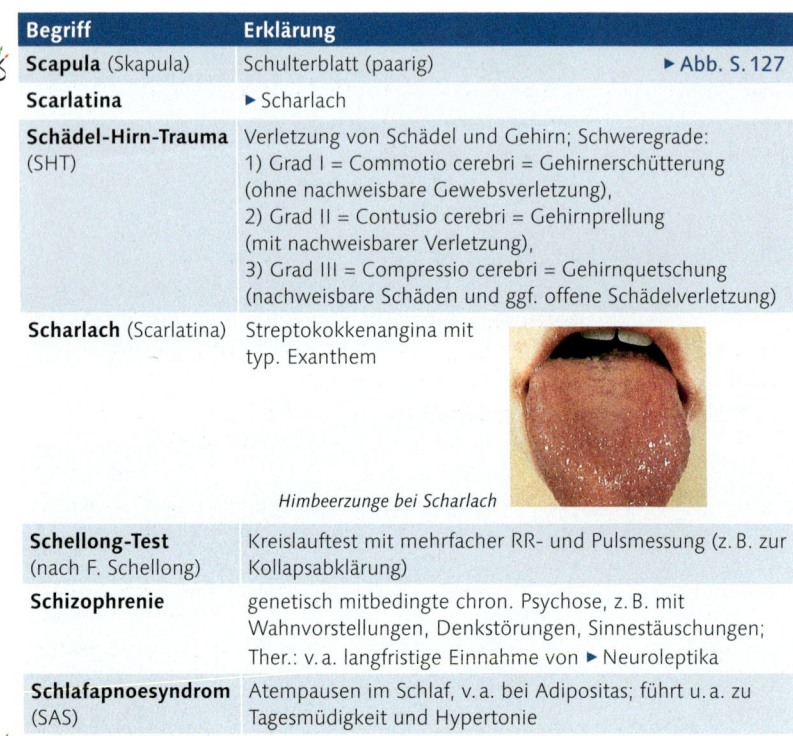

Himbeerzunge bei Scharlach

Begriff	Erklärung
Schellong-Test (nach F. Schellong)	Kreislauftest mit mehrfacher RR- und Pulsmessung (z. B. zur Kollapsabklärung)
Schizophrenie	genetisch mitbedingte chron. Psychose, z. B. mit Wahnvorstellungen, Denkstörungen, Sinnestäuschungen; Ther.: v. a. langfristige Einnahme von ▶ Neuroleptika
Schlafapnoesyndrom (SAS)	Atempausen im Schlaf, v. a. bei Adipositas; führt u. a. zu Tagesmüdigkeit und Hypertonie
Schlaganfall (Apoplex; zerebraler bzw. apoplektischer Insult; Hirninsult; Stroke)	Gehirnschlag; durch arteriosklerotischen Gefäßverschluss oder Gefäßriss (und folgende Blutung ins Gehirn) bedingte bleibende Hirnschädigung mit Funktionsausfällen, z. B. Lähmung; vgl. ▶ TIA, ▶ PRIND ▶ Abb. S. 123
Schleudertrauma	▶ HWS-Schleudertrauma

Schockindex = Pulsfrequenz (/min) : systolischen Blutdruck (mmHg)		
Berechnung des Schockindex	**Bewertung**	**Ursache, z. B. bei Herzversagen oder Blutverlust**
Wert: 0,5 z. B. Puls 60/min, syst. RR 120 mmHg	normal	geringe Herzschwäche/geringer Blutverlust von ca. 10 %
Wert: 1 z. B. Puls 100/min, syst. RR 100 mmHg	drohender Schock	deutliche Herzschwäche/Blutverlust von ca. 25 %
Wert: 1,5 z. B. Puls 120/min, syst. RR 80 mmHg	ausgeprägter Schock	schwere Herzschwäche/Blutverlust von ca. 50 %

Begriff	Erklärung
Schlüsselloch-chirurgie (minimal invasive Chirurgie)	chir. Technik, bei der die Instrumente durch kleine Haut-schnitte eingeführt werden, z. B. laparoskopische Operationen
Schock (Kreislaufschock)	schwerste Kreislaufstörung mit gestörter Kapillar-durchblutung; unbehandelt tödlich
Schockindex	Diagnostikschema zur Schockerkennung und -beurteilung: Quotient aus Pulsfrequenz (pro min) und Blutdruck (mmHg); gibt Auskunft über Volumenmangel in der Blutbahn; normal 0,5; ab 1 drohender Schock, ab 1,5 ausgeprägter Schock ▶ Tab. S. 124
Schrumpfniere	narbige Umwandlung und Funktionsverlust des Nierenge-webes durch Pyelonephritiden
Schwannsche Zelle (Schwann-Zelle; nach F. Schwann)	Markscheidenzelle; Isolierschicht am Axon ermöglicht schnelle elektrische Reizleitung in Nervenzellen; vgl. ▶ Multiple Sklerose ▶ Abb. S. 98
Screening	Reihenuntersuchung an symptomfreien Angehörigen von Risikogruppen zur Früherkennung von Krankheiten, z.B. Mammografiescreening
Seborrhö, die (Seborrhoe)	wörtlich „Fettfluss"; übermäßiges Haut- bzw. Kopfhautfett; Ggs. Sebostase
seborrhoische Dermatitis	schuppende Entzündung in talgdrüsenreichen Hautgebieten mit Pilzinfektion
seborrhoische Keratose	Alterswarze; alterstypische benigne, nicht infektiöse Gewebswucherung
Sebostase, die	Mangel an Hautfett, sog. trockene Haut
Sectio (Kw. für Sectio caesarea; Kaiserschnitt)	operative Entbindung mit chirurgischer Öffnung von Bauch-wand und Uterus
Sediment (Kw. für Harnsediment)	Bodensatz zentrifugierten Urins, der feste Bestandteile, Zellen, Kristalle usw. enthält
Segment	streifenförmiger Bereich des Körpers, der von einem Rückenmarknerv versorgt wird ▶ Abb. S. 122
Sekret	Absonderung einer Drüse bzw. Schleimhaut
Sekretionsphase (Gelbkörperphase)	zweite Zyklusphase, in der das Endometrium drüsenartig wird ▶ Abb. S. 90
Sektion (Autopsie; innere Leichenschau)	Leichenöffnung nach Schema zur Feststellung der Todesursache aus medizinischem Grund

Begriff	Erklärung
sekundäre Pflanzenstoffe	nicht energieliefernde Nahrungsstoffe mit positiven Wirkungen auf die Gesundheit
Sekundärprävention (sekundäre Prävention)	zweite Präventionsstufe: Früherkennung von Risikofaktoren oder Krankheiten (z. B. Cholesterinmessung, Krebsfrüherkennung)
Selbstmedikation	(frei verkäufliche) Arzneimittel, die der Patient eigenmächtig einnimmt
semimaligne (lat. = halb maligne, halb bösartig)	Tumoreigenschaft des ▶ Basalioms: wächst lokal krebstypisch zerstörend, metastasiert aber nicht
semiquantitativ (lat. = mit halb genauer Mengenangabe)	bzgl. Labortests: ungefähre Mengenangabe, im Sinne von „wenig/viel/sehr viel"; z. B. Harnstreifentest auf Glukose, Erys, Leukos, Protein; vgl. ▶ quantitativ, ▶ qualitativ
sensibel	empfindsam, empfindlich; 1) bzgl. Bakterien: für ein Antibiotikum empfindlich, 2) bzgl. Nervenfunktion: den Tastsinn betreffend
Sensibilität	Fühl- und Tastsinn der Haut
Sensibilitätsstörung	Empfindungsstörung; Veränderung des Gefühls für Kälte, Wärme, Berührung usw.
sensorisch	die Sinneswahrnehmung (Hören, Sehen, Riechen usw.) betreffend; vgl. ▶ sensibel
Sepsis	Blutvergiftung; schweres Krankheitsbild mit hohem Fieber; unbehandelt tödlich
Septum, das	Scheidewand; 1) Herzscheidewand, 2) Nasenscheidewand
serös (Adj. von Serum)	Wundsekrete betreffend: serumartig, d. h. hellgelb und klar wie Blutserum; Ggs. eitrig
Serum	1) Flüssigkeit des geronnenen Blutes; vgl. ▶ Plasma, 2) antikörperhaltiges Medikament, z. B. Antitoxin oder Passivimpfstoff ▶ Abb. S. 109
SHT	▶ **S**chädel-**H**irn-**T**rauma
Sigma, das (Colon sigmoideum; Sigmoid)	S-Darm; s-förmiger Dickdarmanteil zwischen Kolon und Rektum ▶ Abb. S. 31
Sigmadivertikulose	Vorhandensein zahlreicher Schleimhautausstülpungen in der Wand des Sigma ▶ Abb. S. 38; 80
Sigmoid	▶ Sigma ▶ Abb. S. 31

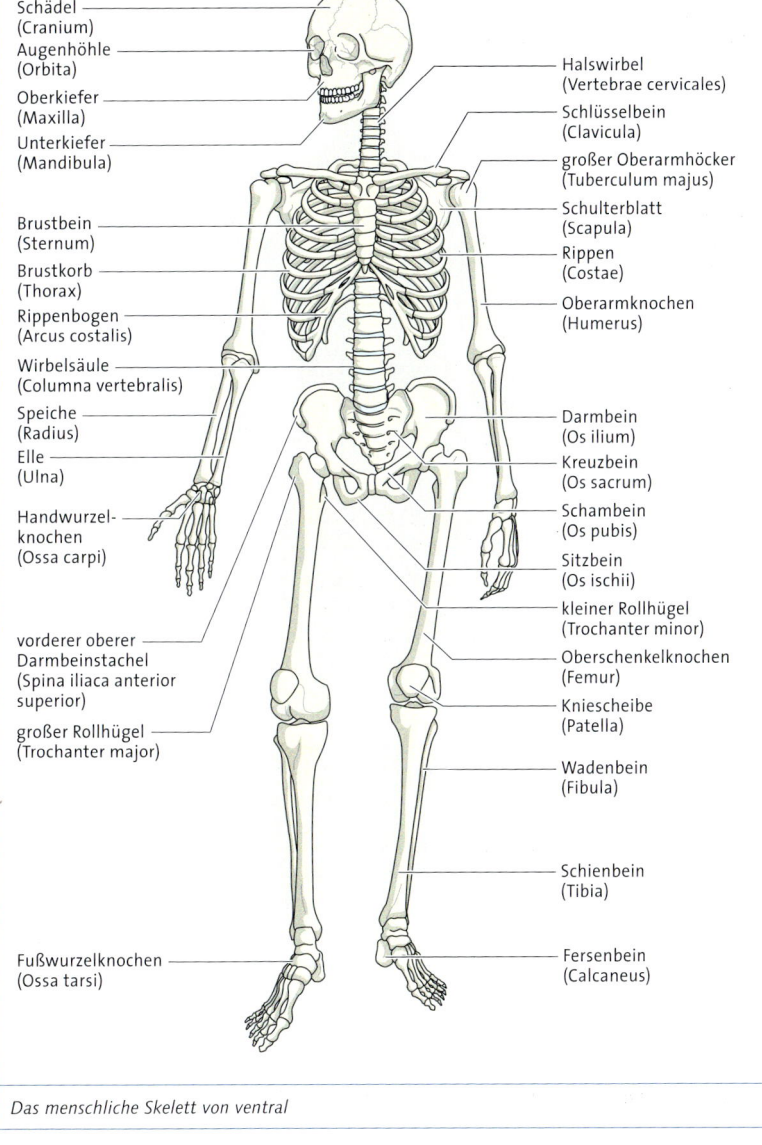

Schädel
(Cranium)

Augenhöhle
(Orbita)

Oberkiefer
(Maxilla)

Unterkiefer
(Mandibula)

Brustbein
(Sternum)

Brustkorb
(Thorax)

Rippenbogen
(Arcus costalis)

Wirbelsäule
(Columna vertebralis)

Speiche
(Radius)

Elle
(Ulna)

Handwurzel-
knochen
(Ossa carpi)

vorderer oberer
Darmbeinstachel
(Spina iliaca anterior
superior)

großer Rollhügel
(Trochanter major)

Fußwurzelknochen
(Ossa tarsi)

Halswirbel
(Vertebrae cervicales)

Schlüsselbein
(Clavicula)

großer Oberarmhöcker
(Tuberculum majus)

Schulterblatt
(Scapula)

Rippen
(Costae)

Oberarmknochen
(Humerus)

Darmbein
(Os ilium)

Kreuzbein
(Os sacrum)

Schambein
(Os pubis)

Sitzbein
(Os ischii)

kleiner Rollhügel
(Trochanter minor)

Oberschenkelknochen
(Femur)

Kniescheibe
(Patella)

Wadenbein
(Fibula)

Schienbein
(Tibia)

Fersenbein
(Calcaneus)

Das menschliche Skelett von ventral

A
B
C
D
E
F
G
H
I
J
K
L
M
N
O
P
Q
R
S
T
U
V
W
X
Y
Z

Begriff	Erklärung
signifikant	bzgl. Testergebnis: bedeutsam, eindeutig
signifikante Keimzahl	Keimzahl/ml Urin, bei der eine bakterielle Harnweginfektion wahrscheinlich ist, z. B. 100 000/ml; bei Schwangeren 10.000/ml
Simultanimpfung	(fast) gleichzeitige Gabe zweier getrennter Spritzen mit je einer aktiven und passiven Impfung bei akutem Ansteckungsverdacht, z. B. nach Verletzung/Nadelstich
sinister	links, der linke ▶ Abb. S. 14
Sinnesepithel	auf Reizwahrnehmung spezialisiertes Epithel in Sinnesorganen (z. B. Auge, Nase, Ohr)
Sinusitis	Nasennebenhöhlenentzündung; am häufigsten 1) S. maxillaris (Kieferhöhlenentzündung), 2) S. frontalis (Stirnhöhlenentzündung) ▶ Abb. unten
Sinusknoten	elektrischer Impulsgeber des Herzens ▶ Abb. S. 117
Sinusrhythmus	normaler Herzrhythmus
Skalpell	chirurgisches Messer
Skelett	Knochengerüst des menschlichen Körpers ▶ Abb. S. 127
Sklera (Mz. Skleren)	(weiße) Lederhaut des Auges ▶ Abb. S. 141
Sklerose	Verhärtung, z. B. Arteriosklerose
Sklerosierung (griech. = Verklebung)	lokale Medikamenteninjektion zur therapeutischen Verklebung, z. B. von Varizen

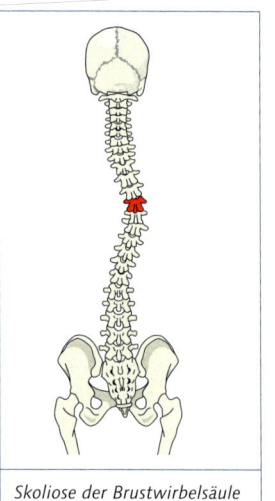

Skoliose der Brustwirbelsäule

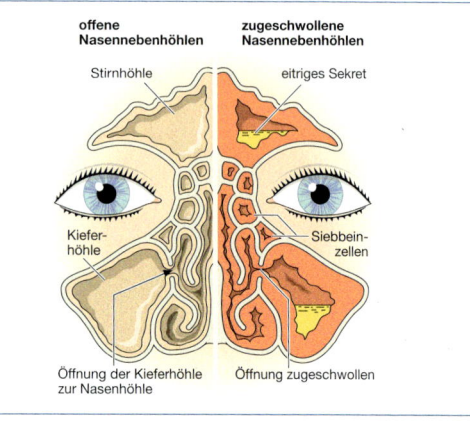

Sinusitis frontalis und maxillaris: Die Schleimhautschwellung verschließt die NNH-Öffnungen, das eitrige Sekret fließt nicht ab.

Begriff	Erklärung
Skoliose	Seitwärtsverkrümmung der Wirbelsäule ▶ Abb. S. 128
Skorbut (lat. = Mangelkrankheit)	Vitamin-C-Mangelkrankheit, z. B. mit Zahnfleischbluten und Immunschwäche
skrotal (scrotal)	den Hodensack betreffend
Skrotum (Scrotum)	Hodensack ▶ Abb. S. 56
somatoform (wörtl. = in Körpergestalt)	Begriff der Psychosomatik; seelische Probleme drücken sich in körperlichen Funktionsstörungen aus
Sonografie	Ultraschalluntersuchung
Soor (sprich „so-or")	Pilzerkrankung von Schleimhäuten durch Candida albicans, z. B. Mundsoor
Spannungs-kopfschmerz	Kopfschmerz, der durch Verspannung der Nacken-muskulatur, z. B. bei Stress, entsteht
spastisch	krampfartig; verspannt
Spekulum, das (Mz. Spekula)	Spiegel; glänzende Metallinstrumente für Untersuchungs-zwecke (Gynäkologie, HNO)
Sperma, das	Samenflüssigkeit
Spermatozoen (Mz.)	▶ Spermien
Spermien (Ez. Spermium)	Samenzellen; Keimzellen des Mannes
Spermiogramm	Spermauntersuchung bzgl. Menge, Beweglichkeit und Form der Spermien
Spermizid, das (Adj. spermizid)	Spermien abtötendes Mittel, z. B. als chemisches Gel, Schaum oder Kondombeschichtung
spezifisch	eigentümlich; kennzeichnend; typisch
Spinaliom (spino-zelluläres Karzinom)	Stachelzellkrebs; Form des hellen (weißen) ▶ Hautkrebses ▶ Abb. S. 61
Spinalkanalstenose	Verengung des Spinalkanals (Wirbelkanals, Rückenmark-kanals) bei Wirbelarthrose
Spinalnerv	▶ Rückenmarknerv
Spinnennävus (Spidernävus; Mz. Spidernävi)	für Leberzirrhose typische Gefäßmissbildung der Haut; aus zentralem Blutgefäß entspringen „spinnenförmig" Ausläufer
Spirochäten (Spirillen)	Spiralbakterien, z. B. Borrelien

A
B
C
D
E
F
G
H
I
J
K
L
M
N
O
P
Q
R
S
T
U
V
W
X
Y
Z

Begriff	Erklärung
Spiroergometrie (Ergospirometrie; Kw. Spiro-Ergo)	Aufzeichnung von Atmung, O_2-Verbrauch, Blut-pH, Blutgasen und Belastungs-EKG als Herz-Kreislauf- bzw. Leistungstest
Spondyl(o)-	Wirbel-
Spondylarthrose	Arthrose der Wirbelsäule
Spondylarthritis ankylosans	versteifende Wirbelgelenkentzündung; ▶ Bechterew, M.
Spongiosaknochen (Kw. Spongiosa)	Bälkchenknochen; schwammartig aufgebaute Knochensubstanz; Ggs. Kompakta ▶ Abb. S. 45
Spontanurin	Urinprobe, die bei passender Gelegenheit gewonnen wird; Ggs. Morgenurin ▶ Abb. S. 93
Spontanverlauf	Verlauf einer Krankheit ohne Therapie
Spore, die (Mz. Sporen)	1) widerstandsfähige Dauerform bestimmter Bakterien, 2) Fortpflanzungszelle von Pilzen
Sporenprobe	abgepackte Bakteriensporen zur Überprüfung der Wirksamkeit von Sterilisatoren **Bio-Indikator HL** für die Heißluftsterilisation *Bacillus subtilis 10^6* SIMICON GMBH MÜNCHEN [LOT] 1011206 02-2009
Spritzenabszess	durch i.m.-Injektion verursachte eitrige Gewebsentzündung bzw. -einschmelzung
Sprosspilze	Hefepilze; Pilzarten, die sich durch Sprossung vermehren, z. B. Candida albicans
Sprue	▶ Zöliakie
Spurenelement	nicht energieliefernder Nährstoff, der in mg-Menge/Tag benötigt wird, z. B. Zink, Jod
SS	**S**chwanger**s**chaft
SSW	**S**chwanger**s**chaft**sw**oche
stabile Seitenlagerung	spezielle Lagerung, die bei Bewusstlosigkeit die Atemwege offen hält ▶ Abb. S. 131
Staging	Bestimmung des Stadiums einer Krebserkrankung durch Untersuchungen
Stammadipositas	Adipositas, bei der sich die Fettpolster vor allem am Körperstamm (Bauch) befinden
Stammzelle	undifferenzierte Zelle, z. B. aus KM oder Embryonen, die sich zu verschiedenen Zellen (z. B. Blutzellen) umbilden kann
Staphylokokken	Trauben- oder Haufenkokken, Eitererreger ▶ Abb. S. 131

Begriff	Erklärung
Status (lat. = Zustand)	anhaltende Symptomatik, z. B. bei 1) Asthma bronchiale (Status asthmaticus), 2) Krampfleiden (Status epilepticus)
STD (**s**exually **t**rans-mitted **d**iseases)	sexuell übertragbare Krankheiten
Steatosis hepatis	Fettleber
Stenose	Verengung; Engstelle, z. B. Aortenstenose

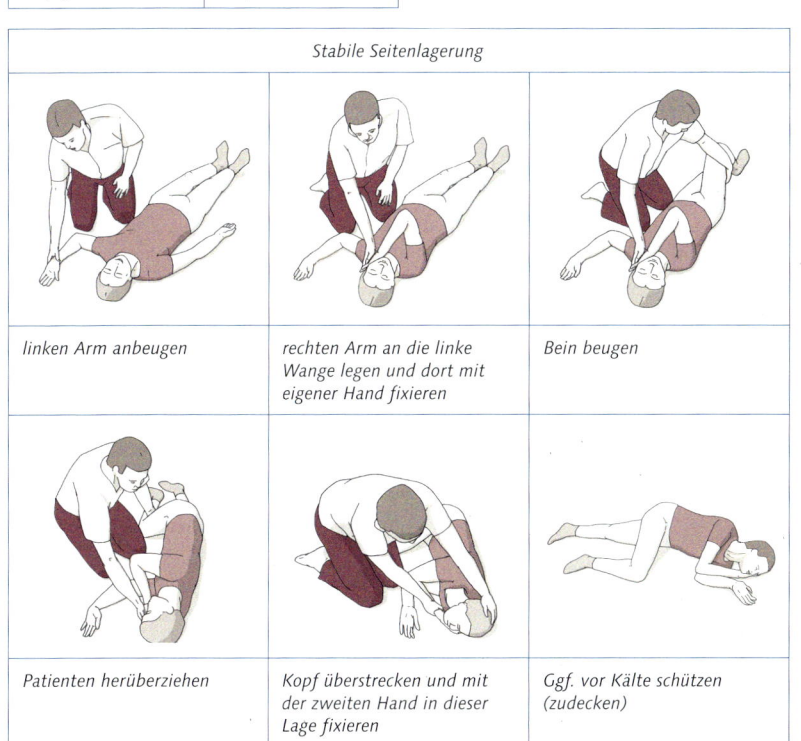

Kugelbakterien		*Stäbchenbakterien*
Staphylokokken	*Streptokokken*	

Stabile Seitenlagerung

linken Arm anbeugen	*rechten Arm an die linke Wange legen und dort mit eigener Hand fixieren*	*Bein beugen*
Patienten herüberziehen	*Kopf überstrecken und mit der zweiten Hand in dieser Lage fixieren*	*Ggf. vor Kälte schützen (zudecken)*

Begriff	Erklärung
stenosierend	verengend; vgl. ► Stenose
Stent	Metallstütze; dient dem Offenhalten aufgedehnter Stenosen, z. B. in Blutgefäßen

Stent im Größenvergleich

Begriff	Erklärung
steril	1) keimfrei; syn. aseptisch, 2) unfruchtbar
sterilisieren	1) steril, d. h. keimfrei machen, 2) chirurgisch unfruchtbar (fortpflanzungsunfähig) machen
Sterilisation	1) Entkeimung, 2) Operation, die unfruchtbar macht; ► Vasektomie; ► Tubenligatur
Sternum	Brustbein ► Abb. S. 127
Stethoskop	Hörrohr; Instrument zur ► Auskultation
STIKO	**St**ändige **I**mpf**ko**mmission am Robert-Koch-Institut; Ärztekommission, die öffentliche Impfempfehlungen erstellt
Stix	Kw. für Teststreifen zur Harndiagnostik
Stoffwechsel (Metabolismus)	Nährstoffumwandlung in Energie und Baustoffe
Stoffwechsel-entgleisung	extreme Abweichung des BZ (Hyper- oder Hypoglykämie) bei Diabetes mellitus; Notfall
Stoma (Enterostoma; Anus praeter)	künstlicher Darmausgang ► Abb. S. 17
Streptokokken	Kettenkokken, z. B. Scharlacherreger ► Abb. S. 58; 131
Streptokokken-angina	bakterielle Mandelentzündung durch Streptokokken; vgl. ► Angina tonsillaris
Stressinkontinenz	Belastungsinkontinenz; ► Harninkontinenz
Stridor	pathol. Atemgeräusch; „Ziehen", das in verengten Atemwegen entsteht
Stroke	► Schlaganfall
Stroke-Unit	Spezialabteilung für Schlaganfallpatienten
Struma	Kropf; krankhafte Schilddrüsenvergrößerung
ST-Strecken-Senkung	Verlauf der ST-Strecke des EKGs unterhalb der Waagerechten; KHK-Symptom
subakut	nicht ganz akut, weniger heftig verlaufend
subjektiv	selbst gefühlt bzw. empfunden; nicht messbar

Begriff	Erklärung
subkutan (s.c.; sub-cutan)	unter der Haut bzw. unter die Haut; bzgl. Injektionsart: ins Unterhaut-Fettgewebe ▸ Abb. S. 72
Subkutis (Subcutis)	Unterhaut; Unterhautfettgewebe ▸ Abb. S. 44
sublingual	bzgl. Medikamentengabe: unter die Zunge ▸ Abb. S. 43
Substitution (lat. = Ersatz)	Zufuhr fehlender bzw. mangelnder Nährstoffe oder Hormone
Suizid	Selbsttötung; schwerste Depressionsfolge
Suizidalität	Suizidneigung; Suizidgedanken
Superinfektion	Zusatzinfektion vorgeschädigten Gewebes, z. B. bakterielle Pneumonie bei Virusgrippe
superior	der obere, oben
Supination	Auswärtsdrehung der Handfläche bzw. Fußsohle; Ggs. Pronation ▸ Abb. S. 10 ▸ 🖐 S. 9
Suppositorium (Mz. Suppositorien; Supp.)	Medikamentenzäpfchen; Applikationsform zur rektalen oder vaginalen Anwendung
SVES (**s**upra**v**entrikuläre **E**xtra**s**ystole)	Herzaktion außerhalb des Grundrhythmus mit Ursprung oberhalb des AV-Knotens; vgl. ▸ VES
Symbiose	Lebensgemeinschaft zum beiderseitigen Nutzen; z. B. Darmflora und Mensch
Sympathikus (N. sympathikus)	Teil des vegetativen Nervensystems, aktiv bei Leistung und Stress; Ggs. Vagus
Symptom	Krankheitszeichen
symptomatisch	1) bzgl. Therapie; (nur) auf das Symptom zielend; Ggs. kausal, 2) mit Symptomen
Synapse	Kontaktstelle zwischen Nerven ▸ Abb. S. 98
Synarthrose	Fuge; feste Knochenverbindung
Syndesmose	Bandhaft; Bandfuge; Synarthrose, die mit Bändern gehalten wird
Syndrom	typische Symptomkombination durch eine gemeinsame Ursache, z. B. Down-Syndrom
Synergist (Agonist)	gleichsinnig arbeitender Muskel
Synkope	Ohnmacht; Zusammenbrechen mit kurzem Bewusstseinsverlust; vgl. ▸ Kollaps
Synovia	Gelenkschmiere; Flüssigkeit im Gelenkspalt
Synovialis	weiche Innenschicht der Gelenkkapsel

Begriff	Erklärung
Syphilis	▶ Lues
Systemerkrankung	Erkrankung mehrerer Gewebe oder Organsystem(e), z. B. ▶ PcP; Sarkoidose
systemisch	im ganzen Körper 1) ausgebreitet (Infektion; Ggs. lokale Infektion), 2) wirksam (Therapie; Ggs. lokale bzw. topische Therapie)
Systole	Austreibungsphase der Herzaktion ▶ Abb. S. 36
Szintigrafie	nuklearmedizinische Untersuchung
T_3	Trijodthyronin; vgl. ▶ fT_3
T_4	Thyroxin; Tetrajodthyronin; vgl. ▶ fT_4
Tachykardie	beschleunigte Herzschlagfolge/-frequenz
Tachypnoe	beschleunigte Atmung
Tagestherapiekosten (TTK)	Kosten eines Medikaments bzw. einer Therapiemaßnahme pro Anwendungstag
Tawara-Schenkel (nach S. Tawara)	Teil des Reizleitungssystems des Herzens ▶ Abb. S. 117
Tb (Tbc, TBC)	Tuberkulose (lat./engl. Tuberculosis)
Td (TD)	Tetanus-Diphtherie-Impfung (D bis 5 Jahre)
TEE	transösophageale Echokardiografie mit Lage des Schallkopfes in der Speiseröhre; „Schluckschall"
Teerstuhl	tiefschwarzer Stuhlgang; entsteht durch Blutung im oberen GI-Trakt (z. B. Magen)
Teleangiektasie	sichtbares, erweitertes Äderchen
Tendovaginitis	Sehnenscheidenentzündung
TENS	transkutane elektrische Nerven-Stimulation; lokale Schmerztherapie mit leichten Strömen
TEP	▶ Totalendoprothese; künstliches Gelenk
terminal (Adj.)	am Ende; im Endstadium; zum Tode führend
terminales Ileum	Ende des Ileums vor Einmündung ins Zäkum
Tertiärprävention (tertiäre Prävention)	dritte Präventionsstufe: weitestmögliche Wiederherstellung der Gesundheit bei bestehender Krankheit bzw. nach Schadensereignis (z. B. Reha nach Herzinfarkt, Krebsnachsorge)
Testis, der (Mz. Testes; Testikel, der)	Hoden; Bildungsort der Samenzellen und des Geschlechtshormons Testosteron ▶ Abb. S. 56
Testosteron	wichtigstes männliches Geschlechtshormon

Begriff	Erklärung
Theophyllin	bronchienerweiternder Wirkstoff
therapierefraktär	nicht auf Therapie ansprechend
thermisch	durch Hitze
thorakal	am Brustkorb; den Brustkorb betreffend
Thorakotomie	chir. Eröffnung des Brustkorbs
Thorax	1) Brustkorb, 2) Brustraum ▶ Abb. S. 127
Thrombopenie	Mangel an Blutplättchen (< 150 000/µl) ▶ Tab. S. 153
Thrombophilie	erhöhte Blutgerinnungsneigung
Thromboplastinzeit (TPZ; Prothrombinzeit; PTZ)	Gerinnungswert: Zeit bis zur Bildung eines Gerinnsels im Probenröhrchen nach Zugabe von Calcium und Gewebe-faktor; misst Marcumar®-Wirkung; Methoden: 1) ▶ INR, 2) ▶ Quick ▶ Tab. S. 159
Thrombose	pathol. Thrombusbildung in unverletztem Blutgefäß; bei Ablösung entsteht ▶ Embolie
Thrombozyt (Kw. Thrombo)	Blutplättchen; wichtig für die Blutstillung ▶ Tab. S. 153
Thrombozyten-aggregations-hemmer (TAH)	Medikamente, die durch Glätten der Thrombozytenober-fläche arteriosklerotischen Gefäßverschlüssen vorbeugen, z. B. ASS, Clopidogrel
Thrombozytose	Vermehrung der Blutplättchen (> 400.000/µl)
Thrombus	(Blut-)Gerinnsel; vgl. ▶ Embolus ▶ Abb. S. 109
Thyreostatikum	die Schilddrüsenfunktion hemmendes Arzneimittel, z. B. Carbimazol, Thiamazol
Thyrotropin	▶ TSH
Thyroxin (L-Thyroxin; T_4)	Schilddrüsenhormon; wird im Körper in das wirksame T_3 (Trijodthyronin) umgewandelt
TIA (**t**ransitorische **i**schämische **A**ttacke)	Schlaganfall-Vorstufe mit vollständiger Symptomrückbildung innerhalb 24 h ▶ Abb. S. 123
Tibia	Schienbein ▶ Abb. S. 127
Tinnitus (aurium)	Ohrgeräusche; sog. Ohrensausen
Titer	Verdünnungsstufe, bei der noch Antikörper nachweisbar sind (z. B. 1:32); entspricht einer Antikörpermenge
TNF-α-Blocker (**T**u-mor-**N**ekrose-**F**aktor-Alpha-Blocker)	antikörperhaltige Medikamente zur Therapie von rheuma-tischen bzw. Autoimmunkrankheiten; vgl. ▶ Biological, z. B. Remicade®

Begriff	Erklärung
Tod	Ende der ▶ Vitalfunktionen; Phasen: 1) klinischer Tod: Herz-Kreislauf- und Atemstillstand, weite starre Pupillen; ggf. durch Reanimation reversibel, 2) Hirntod: irreversibles Ende messbarer Hirnaktivität, 3) biologischer Tod: irreversibles Ende aller Zell- und Organfunktionen
Tonsillitis	▶ Angina tonsillaris
Tonus	Grundspannung der Muskulatur
topisch (lokal)	bzgl. Therapie: örtlich; Ggs. systemisch
Totalendoprothese	künstlicher Gelenkersatz; Kw. TEP
Toxikologie (Adj. toxikologisch)	Lehre von den Giften einschließlich der Giftwirkungen von Arzneimitteln
Toxoid	ungiftige Variante eines Bakteriengiftes (Toxins); Impfstoffbestandteil, da es dem Antigen des „echten" Bakteriengifts ähnelt
Toxoplasma	Erreger der Toxoplasmose; Protozoon
Toxoplasmose	Infektionskrankheit durch Protozoen bei Mensch und Tier; Gefahr für den Fetus bei Infektion der Schwangeren
Trachea	Luftröhre ▶ Abb. S. 21
Tracheostoma	künstliche Atemwegsöffnung am Hals
Tracheotomie	Luftröhrenschnitt; Notfallmaßnahme
Trakt	Aneinanderreihung von Organen mit gemeinsamer Funktion, z. B. Genitaltrakt
transitorisch	vorübergehend; vgl. ▶ TIA
Transaminasen (sog. Leberwerte)	Enzyme, deren Blutspiegel v. a. bei Leber(zell)schäden ansteigen, z. B. GOT/ASAT, GPT/ALAT, γ-GT ▶ Tab. S. 157
Transferrin	Eisen-Transportprotein des Blutes
Transfusion	Übertragung von Blut oder Blutbestandteilen
transkutan (trans-cutan; lat. = über die Haut)	Medikamentenapplikation mittels Pflaster oder Salbe; vgl. ▶ TTS
transösophageal	bzgl. Echokardiografie: mit im Ösophagus des Patienten liegendem Schallkopf
Transplantation (Tx)	Organverpflanzung; 1) im selben Organismus, z. B. Venen-Bypass, 2) von fremdem Spender, z. B. Niere
transthorakal	bzgl. Echokardiografie: Ultraschall durch die Thoraxwand (nicht den Ösophagus)
Transversalebene	quer durch den Körper verlaufende Ebene, die ihn in obere und untere Hälfte teilt

Begriff	Erklärung
Trauma	Verletzung (körperlich und/oder seelisch)
Traumatologie	Unfallmedizin; Schwerpunkt der Chirurgie
Tremor	Zittern (v. a. der Hände); vgl. ▶ Parkinson
Trigeminus	N. trigeminus; Drillingsnerv
Trigeminusneuralgie	Schmerzanfälle im Bereich des N. trigeminus
TRH (**T**hyr(e)otropin **R**eleasing **H**ormone)	Hypothalamushormon, das die Hypophyse zur Freisetzung von ▶ TSH anregt ▶ Abb. S. 66
Trichomoniasis	sexuell übertragbare Infektionskrankheit durch das Protozoon Trichomonas vaginalis
Triglyzerid (Triglycerid)	Fettmolekül, das aus einem Glycerin- und drei Fettsäuremolekülen zusammengesetzt ist ▶ Tab. S. 159
Trikuspidalklappe	Dreisegelklappe ▶ Abb. S. 63
Trimenon, das (Trimester, das)	dreimonatiger Abschnitt der Gravidität
Triple-Therapie	Dreifachtherapie (zwei Antibiotika plus Säureblocker) zur Eradikation des H. pylori
Trisomie 21	▶ Down-Syndrom
Troponin T (und I)	Muskelproteine des Herzmuskels
Troponin-Test	Bluttest zum Frühnachweis des Herzinfarkts

Trypsin	proteinspaltendes Pankreasenzym ▶ Tab. S. 151
TSH (**T**hyr(e)oidea **s**timulierendes **H**ormon; Thyr(e)otropin)	Hypophysenhormon, das die Schilddrüsenfunktion anregt; wichtigster Blutwert zur Beurteilung der Schilddrüsenfunktion ▶ Tab. S. 159
TTS (**t**ranskutanes **t**herapeutisches **S**ystem)	Medikamentenpflaster mit festgelegter Medikamentenabgabe pro Zeit
Tube, die	1) Eileiter, 2) Ohrtrompete ▶ Abb. S. 57; 102

Begriff	Erklärung
Tubenligatur	chirurgische Eileiterunterbrechung (Sterilisation der Frau)
☝ **Tuberkulintest**	intracutaner Hauttest mit sterilen Antigenen von Tuberkuloseerregern; fällt positiv aus bei Z. n. Tbc-Erkrankung oder BCG-Impfung ▶ Abb. S. 74
Tuberkulose (Tb; Tbc)	Infektionskrankheit durch Tuberkelbakterien (Mycobacterium tuberculosis)
Tubulus (Mz. Tubuli)	Nierenkanälchen
Tubus	Beatmungsschlauch; vgl. ▶ Intubation
☝ **Tumor** (Mz. Tumoren)	Geschwulst; 1) gutartig (benigne), 2) bösartig (maligne, syn. Krebs) ▶ Abb. unten
Tumormarker	im Serum messbarer Stoff, der von einem malignen Tumor stammt und der Tumor(verlaufs)diagnostik dient
TVT	**t**iefe **V**enen**t**hrombose; ▶ Thrombose
Tx	▶ Transplantation
Typ-1-Diabetes (primär insulinabhängiger Diabetes mellitus)	Variante der Zuckerkrankheit bei 10 % der Diabetiker; durch Autoimmunvorgänge mit Inselzellabbau irreversibles Ende der Insulinproduktion; der Patient ist lebenslang insulinabhängig

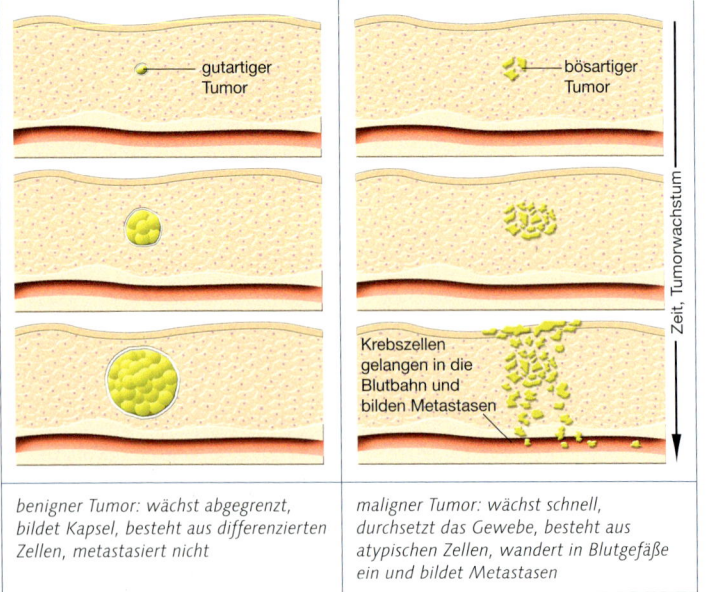

beniger Tumor: wächst abgegrenzt, bildet Kapsel, besteht aus differenzierten Zellen, metastasiert nicht

maligner Tumor: wächst schnell, durchsetzt das Gewebe, besteht aus atypischen Zellen, wandert in Blutgefäße ein und bildet Metastasen

Begriff	Erklärung
Typ-2-Diabetes (nicht primär insulinabhängiger Diabetes mellitus)	Variante der Zuckerkrankheit bei 90 % der Diabetiker; Stoffwechselkrankheit: durch Gene und meistens Übergewicht entsteht Insulinresistenz; BZ und Insulinspiegel steigen an; Inselzellen können erlahmen und die Insulinproduktion einstellen
U (engl. **U**nit = Einheit)	Maßeinheit bei Laborwerten und Medikamentendosen
U1–U9	Kinderfrüherkennungs**u**ntersuchungen 1–9
U40-Insulin; U100-Insulin	Insuline mit 40 I.E./ml (für Insulinspritzen) bzw. 100 I.E./ml (für Insulinpens)
UAW	**u**nerwünschte **A**rzneimittel**w**irkung, Nebenwirkung
Übergewicht	erhöhtes Körpergewicht, d. h. BMI von 25 bis 29,9 kg/m²; vgl. ▶ Body-Mass-Index
Ulcus cruris venosum (UCV)	Unterschenkelgeschwür; Komplikation bzw. Spätfolge unbehandelter Varikosis
Ulcus duodeni	Zwölffingerdarmgeschwür
Ulcus ventriculi	Magengeschwür
Ulkus (Ulcus, Mz. Ulzera)	tiefer Gewebsdefekt, Geschwür; Abheilung erfolgt mit Narbenbildung; vgl. ▶ Erosion ▶ **Abb. unten**
Ulkuskrankheit	rezidivierendes Ulcus ventriculi/duodeni

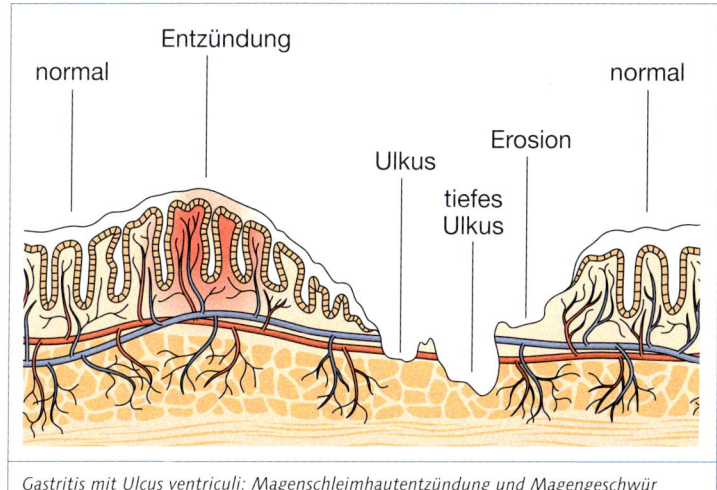

Gastritis mit Ulcus ventriculi: Magenschleimhautentzündung und Magengeschwür

Begriff	Erklärung
Ulna	Elle ▶ Abb. S. 127
ulnar (lat. ulnaris)	zur Elle bzw. zum Kleinfinger hin; Ggs. radial
Ultraschall	Schallwellen oberhalb des hörbaren Bereichs, d. h. >20.000 bis 10 Milliarden Hz; med. Nutzung: vgl. ▶ Sonografie
ulzerieren (Subst. Ulzeration)	geschwürig (mit tiefem Gewebsdefekt) zerfallen, ein Geschwür bilden (z. B. Tumor)
Umstellungs- osteotomie	chir. Korrektur von Knochenfehlstellungen
unspezifisch	allgemein; ungezielt
unspezifische Abwehr (Resistenz)	angeborene körpereigene Abwehrmaßnahmen; Ggs. Immunität
unterer Ösophagus- sphinkter	Schließmuskel, der den Magen nach cranial abschließt ▶ Abb. S. 54
Urämie	Harnvergiftung; Anhäufung harnpflichtiger Substanzen im Blut bei Nierenversagen
Urate (Mz.)	Harnsäurekristalle (z. B. im Harnsediment)
Urease	harnstoffspaltendes Enzym des H. pylori
Ureasetest	Tests zum H.-pylori-Nachweis; 1) Schnelltest in Magen- schleimhautbiopsie, 2) Atemtest nach Trinken von Harnstoff- Testlösung
Ureter, der (Mz. Ureteren)	Harnleiter; schlauchförmige Verbindung zwischen Nierenbecken und Blase ▶ Abb. S. 56; 98
Urethra	Harnröhre; schlauchförmiges Organ, das den Urin von der Harnblase nach außen führt ▶ Abb. S. 56; 98
Der Ure**ter** ist der Harnlei**ter**, die Ureth**ra** führt nach **a**ußen.	
Urethritis	Harnröhrenentzündung ▶ Abb. S. 60
Urethrozystografie	Röntgenuntersuchung von Urethra und Blase
Urethrozystoskopie	Endoskopie von Urethra und Blase
Uricult®	Eintauchagar zur Bestimmung der Keimzahl im Urin (nach 24 h Bebrütung)
Urinsediment	▶ Harnsediment
Urobilinogen	harngängiger Gallenfarbstoff
Urogenitaltrakt	Harn- und Geschlechtstrakt: Nieren, Harnleiter, Harnblase, Harnröhre und Genitalorgane ▶ Abb. S. 56; 57; 98
Urografie (Urogramm)	Röntgenuntersuchung der ableitenden Harnwege mit Kon- trastmittel
Urolithiasis	Harnsteinleiden; vgl. ▶ Nephrolithiasis

Begriff	Erklärung
Urologie	Lehre von den ableitenden Harnwegen und männlichen Geschlechtsorganen
Urothel	Übergangsepithel der ableitenden Harnwege ▸ Abb. S. 46
Uterus	Gebärmutter ▸ Abb. S. 57
Uveitis (sprich „Uweh-itis")	Entzündung der Uvea (mittlere Augenhaut = Iris, Ziliarkörper, Aderhaut); vgl. ▸ Iritis

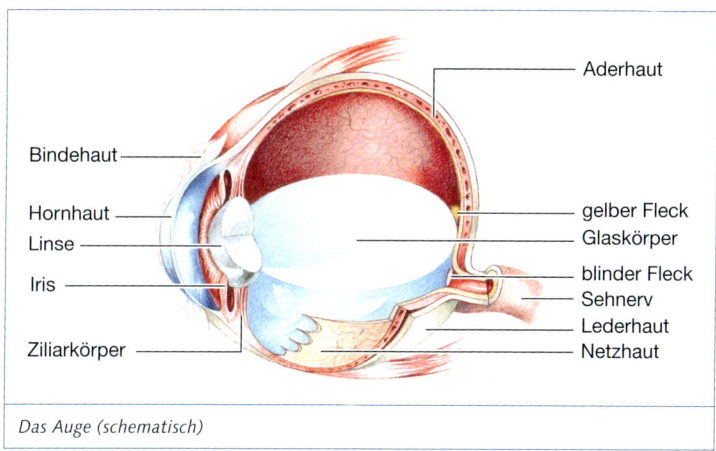

Das Auge (schematisch)

Labels: Aderhaut, Bindehaut, Hornhaut, Linse, Iris, Ziliarkörper, gelber Fleck, Glaskörper, blinder Fleck, Sehnerv, Lederhaut, Netzhaut

UV-Licht (ultraviolettes Licht; UV-Strahlung)	bzgl. Hautschädigung: UV-A (am wenigsten schädlich) <UV-B<UV-C
V. (lat. Vena; Mz. Vv.)	▸ Vene; Blutader
V_1–V_6 (sprich „vau 1")	EKG-Brustwandableitungen nach Wilson ▸ Abb. S. 41
V. a.	Verdacht auf (eine Diagnose), z. B. V. a. Pankreatitis
Vagina (Adj. vaginal)	weibliche Scheide ▸ Abb. S. 57
Vaginalflora	physiol. Bakterienbesiedelung der Vagina
Vaginalsonografie	Sonografie des inneren weiblichen Genitale von der Vagina aus
vagal	den ▸ Vagus, d. h. Nervus vagus betreffend
Vaginitis (Kolpitis)	Scheidenentzündung
Vagus (N. vagus)	Teil des vegetativen Nervensystems; sorgt für Ruhe und Erholung; vgl. ▸ Sympathikus

Begriff	Erklärung
Vakzination	Schutzimpfung; Immunisierung
Vakzine	Impfstoff
Varikosis	Krampfaderleiden; vgl. ▶ Varizen
Varizellen (Varicella)	Windpocken; Viruskrankheit durch VZV mit typ. Exanthem; vgl. ▶ Herpes zoster

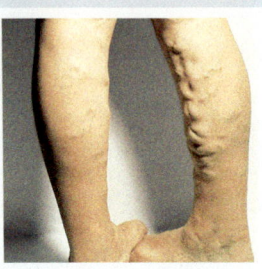

Varizellenexanthem

Varizen (Ez. Varize, die)	sog. Krampfadern; pathologisch erweiterte, funktionslose Venen; vgl. ▶ CVI

Unterschenkelvarizen

Vasektomie	Sterilisation des Mannes; chir. Unterbrechung der Samenleiter in den Leisten
vegetatives Nervensystem	unwillkürlich arbeitender Teil des Nervensystems, steuert Organfunktionen; vgl. ▶ Vagus, ▶ Sympathikus
Vene (V., Mz. Vv.)	Blutader; Blutgefäß (Ader), das das Blut aus Körper oder Lunge zum Herzen zurückführt ▶ Abb. S. 67
Venenverweilkanüle (Venenverweilkatheter)	Spezialkanüle zum Einbringen eines dünnen Kunststoffschlauches (Katheters) in eine Vene zwecks i. v.-Injektion bzw. Infusion ▶ Abb. S. 88
venös (Adj.)	1) bzgl. Blut: sauerstoffarm; Ggs. arteriell, 2) Venen betreffend
Venole (lat. = kleine Vene)	Widerstandsgefäß zwischen Kapillaren und Vene, regeln Bluteinstrom in die Venen ▶ Abb. S. 67
Ventilationsstörung	Störung der Atemmechanik; 1) obstruktiv durch Bronchienverengung (Asthma, COPD), 2) restriktiv bei verminderter Thoraxelastizität
ventral	zum Bauch hin, bauchwärts ▶ Abb. S. 14
Ventriculus (Gaster)	Magen, z. B. Ulcus ventriculi
Ventrikel, der	Herzkammer ▶ Abb. S. 63

Begriff	Erklärung
ventroglutäale Injektion nach Hochstetter	Technik der i.m.-Injektion, bei der in den vorderen (ventralen) Teil der Gesäßmuskulatur (der Glutäalmuskulatur) injiziert wird ► Abb. S. 72
Verdauung	Zerlegung der Nahrung in Nährstoffe, die das Blut aufnehmen und transportieren kann
Verschlussikterus	► Ikterus durch Verschluss der Gallenwege
Verzögerungsinsulin (Basalinsulin; NPH-Insulin)	chemisch verändertes ► Insulin, das verzögert und mindestens 12 h lang wirkt; dient der Deckung des Basis-Insulinbedarfs
VES (**v**entrikuläre **E**xtra**s**ystole)	Herzaktion der Kammermuskulatur außerhalb des Grundrhythmus; vgl. ► SVES
VH	Herz-**V**or**h**of; vgl. ► Vorhofflimmern
viral	durch Viren verursacht; zu Viren gehörig
virulent	hochgradig krankheitserregend
Virulenz	Infektionskraft eines Erregers
Virus, das (der)	kleinster Mikroorganismus ► Abb. S. 65
Virustatikum (Virostatikum)	Arzneimittel gegen Virusinfektionen (nur gegen bestimmte Viren verfügbar, z. B. VZV, HIV)
virustatisch (virostatisch)	Viren hemmend; Eigenschaft von Desinfektions- und Arzneimitteln
viruzid (virozid)	Desinfektionsmitteleigenschaft: Viren tötend
Virushepatitis	ansteckende Leberentzündung, z. B. durch das Hepatitis-A-Virus (HAV), Hepatitis-B-Virus (HBV) oder Hepatitis-C-Virus (HCV)
Vitalfunktionen	grundlegende Lebensfunktionen: Atmung, Kreislauf, Bewusstsein
Vitamin	energiefreier lebenswichtiger Nährstoff
Vitium, das (Mz. Vitien; sprich „Wizi-um; Wizi-en")	Herzklappenfehler mit Fehlfunktion; 1) Verengung (Stenose), 2) Erweiterung bzw. unvollständiger Schluss (Insuffizienz), 3) kombiniertes Vitium aus 1) und 2)
vorderer Darmbeinstachel	ventral gut tastbarer Vorsprung am Beckenkamm, wichtiger Orientierungspunkt bei der intraglutäalen Injektion ► Abb. S. 24; 72
Vorhofflattern	Herzrhythmusstörung mit zu schneller Vorhofaktion (≥ 250/min) ohne Pumpwirkung
Vorhofflimmern	Herzrhythmusstörung mit zu schneller Vorhofaktion (≥ 350/min) ohne Pumpwirkung

A
B
C
D
E
F
G
H
I
J
K
L
M
N
O
P
Q
R
S
T
U
V
W
X
Y
Z

Begriff	Erklärung
Vulva	äußeres weibliches Genitale ▶ Abb. S. 57
Vulvitis	Entzündung des äußeren weiblichen Genitales
VZV (**V**aricella-**Z**oster-**V**irus)	Virus, das Varizellen hervorruft, lebenslang im Körper bleibt und z. B. bei Stress oder Immunschwäche Herpes zoster hervorruft ▶ Abb. S. 63; 142
Wechselwirkung (WW)	unerwünschte Wirkungsänderung bei gleichzeitiger Anwendung mehrerer Medikamente
Western-Blot	Labormethode zum Antikörper-Nachweis als Bestätigung bzw. Überprüfung des Suchtests ▶ ELISA, z. B. beim ▶ HIV-Test
WHO (**W**orld **H**ealth **O**rganization)	Weltgesundheitsorganisation mit vielfältigen Aufgaben, v. a. Prävention
WHO-Durchfalllösung	Trinklösung zum Ausgleich von Wasser- und Mineralverlusten bei Diarrhö: 1 Liter Wasser, 20 g Glukose, 1,5 g Kaliumchlorid, 3,5 g Natriumchlorid und 2,5 g Natriumbikarbonat
WHO-Stufenschema	Schema zur systematischen Schmerztherapie
Wirbelsäule	knöcherne Längsachse des Menschen ▶ Abb. S. 51; unten
Wirkspektrum	Angabe der Arten von Mikroorganismen, gegen die ein Desinfektionsmittel wirkt
Wochenbett (Puerperium)	Zeit vom Ende der Geburt bis zur vollständigen Rückbildung der körperlichen SS-Veränderungen; 6–8 Wochen postpartal

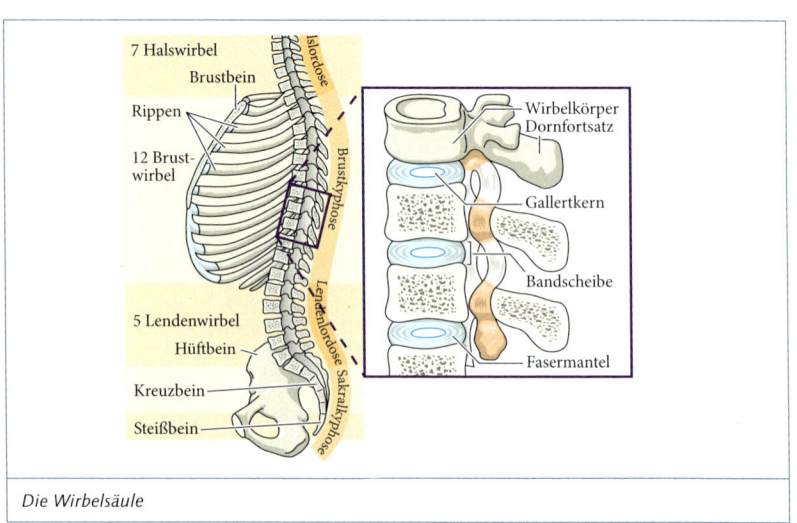

Die Wirbelsäule

Begriff	Erklärung
Wohlstandssyndrom	▶ metabolisches Syndrom
Wundheilung per primam (p. p.; primäre Wundheilung)	optimale Wundheilung mit glatt aneinanderliegenden Wundrändern, die ggf. durch Wundnaht erleichtert bzw. erzielt wird
Wundheilung per secundam (p. s.; sekundäre Wundheilung)	erschwerte, verzögerte Wundheilung; vom Wundgrund ausgehend, erfolgt bei infizierten, zerfetzten bzw. schlecht versorgten Wunden
Xanthelasmen (Mz.)	Fetteinlagerungen in der Haut der Oberlider bei bestimmten Fettstoffwechselstörungen
Xeroderma pigmentosum	erbliche Hautkrankheit mit früher (kindlicher) Tumorbildung durch DNA-Reparatur-Defekt
Yersinien (nach A. Yersin)	Bakterienart; Erreger von 1) Darminfektionen, 2) Pest (Yersinia pestis)
z. A. (**z**um **A**usschluss)	eine Untersuchung kann eine Diagnose bestätigen oder ausschließen
Z. n. (**Z**ustand **n**ach)	z. B. „Z. n. Magenkarzinom" bedeutet, dass der Patient Magenkrebs hatte
Zellmembran	Umhüllung der Zelle ▶ Abb. S. 146
Zentralisation	Beschränkung des Kreislaufs auf die zentralen Organe des Körpers (Gehirn, Herz, Lunge, Körpermitte)
Zentrifuge (Verb zentrifugieren)	Trennschleuder; Gerät, das Gemische z. B. in feste und flüssige Bestandteile trennt ▶ Abb. S. 146
zerebral	das Gehirn betreffend, Gehirn-, Hirn-
Zerebralparese	Lähmung durch frühkindlichen Hirnschaden
Zerebralsklerose (Cerebralsklerose)	Arteriosklerose des Gehirns

Begriff	Erklärung
Zervix (Cervix)	1) Gebärmutterhals, 2) Hals
Zervixkanal (Cervixkanal)	natürliche Verbindung zwischen Muttermund und Gebärmutterhöhle ▶ Abb. S. 57
Zervixkarzinom	Gebärmutterhalskrebs; Krebs der Cervix uteri
Zervixzytologie	Zellabstrichbeurteilung zur Früherkennung des Zervixkarzinoms; vgl. ▶ Pap-Abstrich
Zirkumzision	chir. Entfernung der Vorhaut; sog. Beschneidung
Zivilisations-krankheit	Erkrankung durch „moderne" Lebensweise mit Bewegungsmangel und Überernährung
ZNS (**Z**entrales **N**erven**s**ystem)	Gehirn und Rückenmark; Ggs. peripheres Nervensystem ▶ Abb. S. 78
Zökum (Zäkum, Caecum, Coecum)	Blinddarm; proximaler Teil des Dickdarms ▶ Abb. S. 55
Zöliakie (Sprue; sprich „Spruh"; glutensensitive Enteropathie)	genetisch bedingte Glutenunverträglichkeit (sprich „Gluthen", spezielles Getreideprotein), mit chron. Diarrhö; erfordert lebenslang glutenfreie Diät

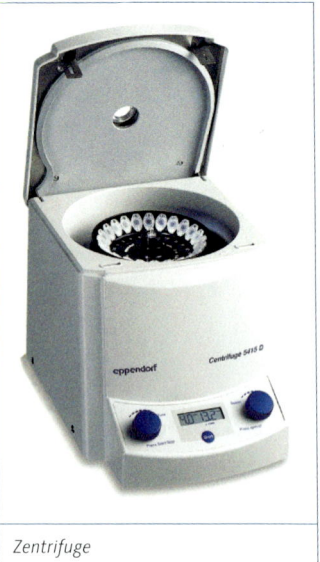

Zentrifuge

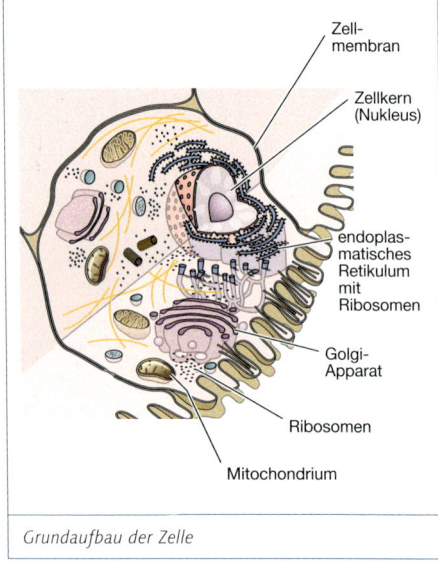

Zell-membran

Zellkern (Nukleus)

endoplasmatisches Retikulum mit Ribosomen

Golgi-Apparat

Ribosomen

Mitochondrium

Grundaufbau der Zelle

A B C D E F G H I J K L M N O P Q R S T U V W X Y Z

Begriff	Erklärung
Zwerchfell	kuppelförmiger Muskel zwischen Thorax und Abdomen; wichtigster Atemmuskel ▸ Abb. S. 21; unten
Zyanose (Adj. zyanotisch)	Blaufärbung der Haut durch Sauerstoffmangel bei Herz- oder Lungenkrankheit
Zyklus (lat. = Kreis)	▸ Menstruationszyklus der Frau ▸ Abb. S. 90
Zylinder	länglicher, stäbchenartig geformter Urinbestandteil; vgl. ▸ Harnsediment
Zyste (griech. = Blase; Adj. zystisch)	blasenartige, d. h. hohle oder flüssigkeitsgefüllte Gewebsveränderung, z. B. Leberzyste, Nierenzyste, Ovarialzyste
Zystennieren	Zystenbildung im Nierengewebe mit zunehmender Niereninsuffizienz (genetisch bedingt)
Zystitis (Cystitis)	(Harn-)Blasenentzündung ▸ Abb. S. 60
Zystoskopie	Endoskopie der Blase mit dem Zystoskop
Zytologie	Zelllehre
Zytoplasma	Zellsaft; flüssiger Zellinhalt ▸ Abb. S. 146
Zytostatikum	die Zellteilung hemmendes Arzneimittel; dient v. a. der Krebstherapie

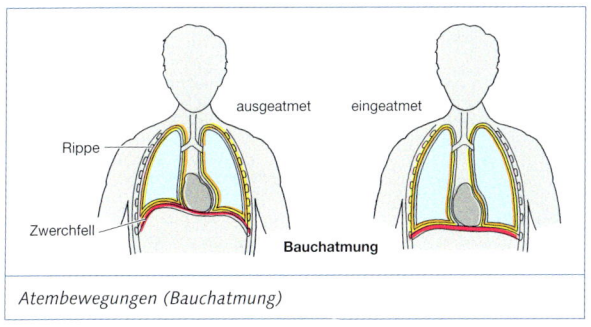

Atembewegungen (Bauchatmung)

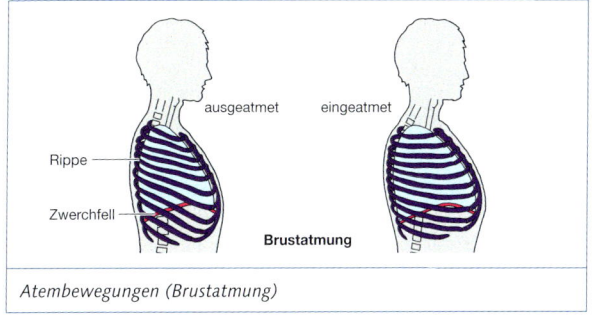

Atembewegungen (Brustatmung)

Der Weg des Blutes durch das Herz

Fachbegriff	deutscher Begriff
Vena cava superior Vena cava inferior	obere und untere Hohlvene
Atrium	(rechter) Vorhof
Trikuspidalklappe	Dreisegelklappe
Ventrikel	(rechte) Herzkammer
	Pulmonalklappe
Arteria pulmonalis	Lungenarterie
	Lungenarterien
	Lungenkapillaren
	Lungenvenen
Atrium	(linker) Vorhof
Mitralklappe	Zweisegelklappe
Ventrikel	(linke) Herzkammer
	Aortenklappe
Aorta	Hauptschlagader

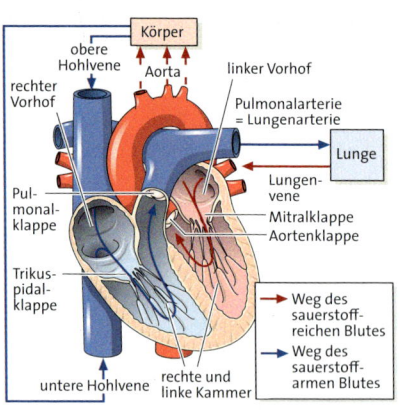

Blutkreislauf

Merke: Arterien führen vom Herzen weg, Venen führen zum Herzen hin.
Arterielles Blut ist sauerstoffreich, venöses Blut ist sauerstoffarm. Im Körperkreislauf führen Arterien arterielles Blut und Venen venöses Blut; im Lungenkreislauf ist es umgekehrt.
Arterielles Blut führen:
Lungenvenen, linker Vorhof, linker Ventrikel, Aorta, Arterien des Körperkreislaufs
Venöses Blut führen:
Hohlvenen, rechter Vorhof, rechter Ventrikel, Lungenarterien, Venen des Körperkreislaufs

Blutdruckwerte
(Ruhewerte beim Erwachsenen, gemessen mit passender Manschette)

Bewertung	RR systolisch (mmHg)	RR diastolisch (mmHg)
zu niedrig (hypoton*)	($♀ < 100$; $♂ < 110$)	(< 60)
*Von Hypotonie spricht man v. a. bei Kreislaufbeschwerden bzw. -symptomen; sie ist bei Herzgesunden keine echte „Krankheit". Daher stehen die Werte in Klammern.		
optimal (normoton)	<120	< 80
normal (normoton)	120–129	80–84
hoch normal	130–139	85–89
Hypertonie Grad 1 (leicht)	140–159	90–99
Hypertonie Grad 2 (mittelschwer)	160–179	100–109
Hypertonie Grad 3 (schwer)	$≥180$	$≥110$

Blutdruckwerte
(Ruhewerte bei Kindern, gemessen mit passender Manschette)

Alter des Kindes	RR systolisch (mmHg)	RR diastolisch (mmHg)
0–3 Monate	60–90	(< 60, schwer messbar)
3–12 Monate	86–93	60–62
1–9 Jahre	95–101	65–69
9–14 Jahre	101–110	68–74

Herzfrequenz (Ruhepuls)		Abweichungen
Erwachsener	60–80/min	beschleunigter Puls = Tachykardie
Neugeborenes	140/min	
Kind (4 Jahre)	100/min	verlangsamter Puls = Bradykardie
Kind (10 Jahre)	90/min	
Jugendlicher (14 Jahre)	80/min	unregelmäßiger Puls = Arrhythmie

Aufbau des Magen-Darm-Trakts (Gastrointestinaltrakts) vom Mund bis zum Darmausgang

▶Abb. S. 55

Fachbegriff	deutscher Begriff	Funktion
Os (sprich „oos")	Mund	zerkleinert, prüft, verflüssigt, verdaut vor
Pharynx	Rachen	trennt Luft- und Speiseweg
Ösophagus	Speiseröhre	leitet zum Magen
Gaster (griech.) **Ventriculus** (lat.)	Magen	desinfiziert, verflüssigt, verdaut vor
Duodenum	Zwölffingerdarm	vermischt mit Galle und Bauchspeichel
Jejunum	Leerdarm	resorbieren Nährstoffe
Ileum	Krummdarm	
Zäkum (Zökum; anat. Caecum)	Blinddarm	Der Dickdarm besteht aus Grimmdarm und Mastdarm; er resorbiert Wasser, dickt den Darminhalt ein, formt den Stuhl; die Bakterien der Darmflora (gesunde Bakterienbesiedelung) bilden Vitamin K und spalten bisher Unverdautes, z. B. Ballaststoffe.
Kolon (anat. Colon)	Grimmdarm, größter Teil des Dickdarms	
besteht aus		
Colon ascendens	aufsteigender Dickdarm	
Colon transversum	quer verlaufender Dickdarm	
Colon descendens	absteigender Dickdarm	
Colon sigmoideum	Sigmoid, S-Darm	
Rektum (anat. Rectum)	Mastdarm	nimmt Stuhl auf bis zur Entleerung
Anus	After	dichter Abschluss, Darmentleerung

Speicheldrüsen, Leber, Pankreas und Gallenblase dienen auch der Verdauung, gehören aber nicht zu den Organen des Gastrointestinaltrakts, die der Speisebrei bzw. Darminhalt passiert.

Enzyme mit Substraten (abzubauenden Stoffen) und Endprodukten
Bildungsort: **P** = Pankreas, **S** = Speicheldrüse(n), **M** = Magenschleimhaut

Enzym	Bildungsort	spaltet	Endprodukte
Stärke (Amylose) und Zucker (Saccharide) spaltende Enzyme			
Amylase	S, P	Stärke	Maltose, Glukose
Maltase	P	Maltose	Glukose
Eiweiß (Protein) spaltende Enzyme			
Proteinasen (Oberbegriff)	P	Proteine	
Pepsin	M	Proteine	Peptide, Aminosäuren
Trypsin	P	Proteine	
Chymotrypsin	P	Proteine	
Kollagenase	P	Kollagen	
Fette (Lipide) spaltendes Enzym			
Lipase	P	Lipide, z. B. Triglyzeride	Fettsäuren und Glyzerin

**In der Medizin gebräuchliche Maßeinheiten
des internationalen Einheitensystems**
(Basiseinheiten des Système International d´ Unités)

Messgröße	Einheit	Zeichen	übliche Vielfache und Bruchteile (Beispiele)	Umrechnung (Beispiele)
Länge	**Meter**	**m**	Millimeter Zentimeter	1 mm = 0,001 m 1 cm = 0,01 m
Masse	**Kilogramm**	**kg**	Milligramm Gramm	1 mg = 0,001 g 1 g = 0,001 kg
Zeit	**Sekunde**	**s** (sec)	Minute Stunde	1 min = 60 s 1 h = 60 min
Volumen (Inhalt)	**Liter**	**l**	Milliliter, Deziliter	1 ml = 0,001 l 1 dl = 0,1 l
Stoffmenge	**Mol**	**mol**	Millimol	1 mmol = 0,001 Mol

A
B
C
D
E
F
G
H
I
J
K
L
M
N
O
P
Q
R
S
T
U
V
W
X
Y
Z

SI-Einheiten: Vielfache und Bruchteile

Vorsilbe	Zeichen	Zehnerpotenz	Faktor	Bedeutung	Beispiel
Giga	G	10^9	1 000 000 000	milliardenfach	4–9 G/l (= 4 000–9 000/µl) ist der Normbereich der Leukozyten
Mega	M	10^6	1 000 000	millionenfach	1 Mega Penicillin = 1 Mio. Einheiten
Kilo	k	10^3	1 000	tausendfach	Kilogramm
Hekto	h	10^2	100	hundertfach	Hektoliter
Dezi	d	10^{-1}	0,1	Zehntel	Deziliter (dl); in mg/dl wird der Blutzucker gemessen
Zenti	c	10^{-2}	0,01	Hundertstel	Zentimeter
Milli	m	10^{-3}	0,001	Tausendstel	Millimeter
Mikro	µ (sprich „mü")	10^{-6}	0,000001	Millionstel	Mikrogramm; 100 µg als Tagesdosis des Schilddrüsenhormons L-Thyroxin
Nano	n	10^{-9}	0,000000001	Milliardstel	Nanometer; Auflösungsvermögen des Elektronenmikroskops; ein Grippevirus ist ca. 200 nm groß
Piko	p	10^{-12}	0,000000000001	Billionstel	28–32 pg = Hb pro Erythrozyt (MCH)
Femto	f	10^{-15}	0,000000000000001	Billiardstel	80–96 fl (MCV) = Inhalt (Volumen) eines Erythrozyten

Wichtige Laborwerte mit Normbereichen und Bedeutung

Hinweis: Normbereiche können nach Patientenalter, Geschlecht, Tageszeit, Messmethode und Labor abweichen.

Messgröße/Laborwert Abkürzung und vollständige Bezeichnung	Erklärung/Funktion	Normbereich (gebräuchlichste Einheit) ♀ Frau; ♂ Mann	Bewertung (Beispiele) ↑ erhöht bei/durch ↓ erniedrigt bei/durch
ALAT = ALT = GPT	▶ GPT		
alkalische Phosphatase (AP)	Enzym in 1) Knochenumbau, 2) Gallenwegen	55–105 U/l	↑ Wachstum, Frakturheilung, Gallen-, Leberkrankheiten ↓ nach Wachstumsende
ASAT = AST = GOT	▶ GOT		
Amylase = Alpha-Amylase = α-Amylase	Verdauungsenzym aus Speicheldrüsen und Pankreas	<100 U/l	↑ Parotitis, Pankreatitis
Bilirubin gesamt = Bili	gelber Gallenfarbstoff	<1,0 mg/l	↑ Hämolyse, Leber- und Gallenkrankheiten; ab 2 mg/l sichtbar als Ikterus
BB = kleines Blutbild	**Kleines Blutbild:** Zählung der drei Blutzellarten, Messung des Hkt und Hb, Berechnung der Ery-Eigenschaften MCV, MCH, MCHC; vgl. ▶ Differenzialblutbild		
Erythrozyten = Erys = rote Blutkörperchen	Sauerstofftransport	♂ 4,6–6,2 Mio/µl ♀ 4,2–5,4 Mio/µl	↑ O₂-Mangel: Rauchen, Herz-, Lungenkrankheiten, ↓ Blutverlust, Anämie
Leukozyten = Leukos = weiße Blutkörperchen	Abwehr- und Heilfunktionen	4000–9000/µl = 4–9 G/l	↑ (v. a. bakterielle) Entzündungen, Rauchen ↓ Virusinfektionen, Zytostatikatherapie
Thrombozyten = Thrombos = Blutplättchen	Blutstillung	150000–400000/µl	↑ Rauchen, chron. Entzündung ↓ Zytostatikatherapie
Hkt = Hämatokrit	Zellanteil des Blutvolumens	♂ 40–52 % ♀ 37–47 %	↑ Rauchen, Herz- und Lungenkrankheiten, EPO-Missbrauch, Exsikkose
Hb = Hämoglobin	Blutfarbstoff, ermöglicht O₂-Transport der Erythrozyten	♂ 14–18 g/dl ♀ 12–16 g/dl	↓ Anämie

A B C D E F G H I J K L M N O P Q R S T U V W X Y Z

Messgröße/Laborwert Abkürzung und vollständige Bezeichnung	Erklärung/Funktion (Leukozyten: Aussehen)	Normbereich (gebräuchlichste Einheit) ♀ Frau; ♂ Mann	Bewertung (Beispiele) ↑ erhöht bei/durch ↓ erniedrigt bei/durch
MCV = mittleres korpuskuläres Volumen	Volumen (Inhalt) eines Erys	80–96 fl	↑ Vit.-B_{12}-Mangel, Folsäuremangel, Alkoholmissbrauch ↓ Eisenmangel
MCH = mittleres korpuskuläres Hämoglobin	Hb-Gehalt eines Erys (früher Hb_E)	28–32 pg	wie MCV
MCHC = mittlere korpuskuläre Hb-Konzentration	Hb in 100ml Erys	32–36g/dl	↑ genetisch bedingte Blutkrankheiten ↓ Eisenmangel
Differenzialblutbild = Diff-BB	**Großes Blutbild**: zusätzlich zum kl. BB werden 100 Leukozyten betrachtet oder maschinell bestimmt und gezählt sowie der Anteil der einzelnen Leukozytenarten in % bestimmt. ▶ Abb. S. 40		
stabkernige neutrophile Granulozyten	junge neutrophile Granulozyten mit bumerangförmigem Kern; Mikrophagen = kleine Fresszellen	3–5%	↑ bei schweren bakteriellen Infektionen kommen junge Zellen aus dem Knochenmark dem Immunsystem zu Hilfe
segmentkernige neutrophile Granulozyten	neutrophile Granulozyten; Mikrophagen	50–70%	↑ bakterielle Infektionen, Entzündungen; Rauchen ↓ Virusinfekt
Lymphozyten	kreisrunder Kern, meeresblauer Zytoplasmasaum	25–40%	↑ Virusinfekt ↓ Immunsuppressiva-Therapie
eosinophile Granulozyten	eosinophile = rote Granula (Körnchen)	1–4%	↑ Allergien, Parasitenbefall
basophile Granulozyten	basophile = blaue Granula (Körnchen)	<1%	↑ Allergien

Messgröße/Laborwert Abkürzung und vollständige Bezeichnung	Erklärung/Funktion Leukozyten: Aussehen)	Normbereich (gebräuchlichste Einheit) ♀ Frau; ♂ Mann	Bewertung (Beispiele) ↑ erhöht bei/durch ↓ erniedrigt bei/durch
Monozyten	Makrophagen = große Fresszellen	2–8 %	↑ Mononukleose
Eosinophile sind erdbeerrot und Basophile sind blau. Monozyten sind Monsterzellen (die größten Zellen des Blutes). Lymphozyten sind lütt (die kleinsten Leukos).			
Blutsenkung = BKS = BSG (Methode nach A. Westergren)	nach 1h misst man, wie viele mm weit die Erys im Citratblut abgesunken sind	♂ <15 mm ♀ <20 mm	↑ Entzündung, Tumor, Schwangerschaft, Anämie, Alter > 50 J.
Calcium = Ca = Kalzium	Mineralstoff; Knochenbestandteil	2,2–2,6 mmol/l 8,8–10,4 mg/dl	↑ u.a. Knochenmetastasen ↓ Kalziummangel
Chlorid	Elektrolyt	94–110 mmol/l	↓ Erbrechen, ↑ Exsikkose
Cholesterin = Chol. = Cholesterol (engl.!) = Gesamtcholesterin	fettähnlicher Stoff; Überschuss fördert Arteriosklerose	<200 mg/dl = <5,2 mmol/l	↑ Fettstoffwechselstörung, metabolisches Syndrom
Hinweis: Das Gesamtcholesterin allein gibt nicht das Risiko für Herz-Kreislauf-Krankheiten an; wichtiger ist der Quotient LDL/HDL (Zielbereich für Herzgesunde <3,0); liegen weitere Risikofaktoren oder sogar Herzkrankheiten, z.B. KHK, vor, gelten strengere Zielwerte.			
HDL-Cholesterin = High Density Lipoprotein-Chol.	nützlicher, vor Arteriosklerose schützender Anteil	>40 mg/dl = >1 mmol	↓ Fettstoffwechselstörung, metabolisches Syndrom
LDL-Cholesterin = Low Density Lipoprotein-Chol.	schädlicher, Arteriosklerose fördernder Anteil	<150 mg/dl = <3,9 mmol/l	↑ Fettstoffwechselstörung, metabolisches Syndrom
HDL, das „gute" Cholesterin: Habe dich lieb. LDL, das „schlechte" Cholesterin: Lasse dich leiden.			
Cholinesterase	Enzym	3600–12000 U/l	↓ Leberzirrhose

Messgröße/Laborwert Abkürzung und vollständige Bezeichnung	Erklärung/Funktion	Normbereich (gebräuchlichste Einheit) ♀ Frau/♂ Mann	Bewertung (Beispiele) ↑ erhöht bei/durch ↓ erniedrigt bei/durch
CK = **K**reatinkinase = Creatinkinase	Muskelenzym	♂ <190 U/l ♀ <170 U/l	↑ Muskelkater bzw. -verletzungen, i.m.-Injektionen, Herzinfarkt ↓ geringe Muskelmasse
CK-MB = **K**reatinkinase **M**uscle-**B**rain	Muskelenzym aus dem Herzmuskel	< 25 U/l	↑ Herzinfarkt; dabei spezifischer als CK; Myokarditis
CRP = **C**-**r**eaktives **P**rotein	Eiweißstoff, der bei Entzündungen gebildet wird	< 5 mg/l	↑ bakterielle und rheumatische Entzündungen
D-Dimere	Spaltprodukte des Thrombusabbaus	< 0,5 mg/l	↑ Thrombose, Lungenembolie
Eisen (Fe für lat. Ferrum = Eisen)	Spurenelement; Bestandteil des Hämoglobins; wichtig für den Sauerstofftransport	♂ 50–160 µg/l ♀ 37–145 µg/l	Serumeisen ist stark veränderlich, gibt kaum Auskunft über Eisenmangel; ↑ Blutabnahmefehler (Hämolyse, Blutprobe alt); ↓ ggf. Eisenmangel
Ferritin	Eisenspeicher	30–400 µg/l	↑ Eisenspeicherkrankheit, Leberzirrhose ↓ Eisenmangel
Folsäure	Vitamin; wichtig für Blutbildung und Embryogenese	4–20 nmol/l	↑ Mangelernährung (ohne grünes Gemüse)
fT₃ = freies Trijodthyronin	wirksames Schilddrüsenhormon	0,2–0,5 ng/dl	↓ Hypothyreose ↑ Hyperthyreose, Überdosierung bzw. Missbrauch von Schilddrüsenhormonen
fT₄ = freies Thyroxin	Vorstufe des wirksamen fT₃	0,8–2,0 ng/dl	
Gamma-GT = γ-**GT** = **Gamma-G**lutamyl**t**ransferase	Leberenzym	♂ < 55 U/l ♀ < 36 U/l	↑ Leberzellschäden siehe GOT/GPT ↓ physiol.: Kinder
Gesamtcholesterin	→ Cholesterin		

Messgröße/Laborwert Abkürzung und vollständige Bezeichnung	Erklärung/Funktion	Normbereich (gebräuchlichste Einheit) ♀ Frau; ♂ Mann	Bewertung (Beispiele) ↑ erhöht bei/durch ↓ erniedrigt bei/durch
Gesamteiweiß	Plasmaprotein	66–83 g/l	↓ Leberzirrhose, Kachexie
GFR = glomeruläre Filtrationsrate	Blutmenge, die die Niere in einer Minute filtert bzw. reinigt	60–140 ml/min (altersabhängig)	↓ Niereninsuffizienz, auch physiol. im Alter
Die GFR kann aus dem am selben Tage gemessenen Serumkreatinin und der Kreatininausscheidung im 24-h-Urin errechnet werden oder annäherungsweise als MDRD aus dem Serumkreatinin errechnet werden.			
Glukose (nüchtern) = Glc = **Blutzucker = BZ**	Blutzucker	60–100 (110) mg/dl = 3,3–5,6 (6,1) mmol/l ab 126 mg/dl = Diabetes mell.	↑ Hyperglykämie bei Diabetes (110–125 mg/dl: Diabetesvorstufen = gestörte Glukosetoleranz) ↓ Hypoglykämie (bei Gesunden durch Hunger)
Hinweis: BZ-Nüchtern-Normwerte werden von nationalen Fachgesellschaften unterschiedlich definiert (100 bzw. 110 mg/dl).			
GOT = Glutamat-**O**xalacetat-Transaminase = **ASAT**	mitochondriales Leberenzym	♂ < 50 U/l ♀ < 35 U/l	↑ Leberzellschäden: Fettleber, toxisch (Alkohol, Medikamente), entzündlich, Tumor, Metastasen ↓ physiol.: Kinder
GPT = Glutamat-**P**yruvat-Transaminase = **ALAT**	zytoplasmatisches Leberenzym	♂ < 50 U/l ♀ < 35 U/l	
Harnstoff = Hst	Produkt des Eiweißstoffwechsels	20–50 mg/dl	↑ Niereninsuffizienz
Harnsäure = Hsre	Produkt des Nukleinsäureabbaus	3–7 mg/dl	↑ metabolisches Syndrom, Gicht, Fasten, Zellzerfall (Zytostatika) ↓ physiol.: Kinder
HbA$_{1c}$ = Hämoglobin A$_{1c}$	Hb-Anteil, der Hyperglykämien „speichert"	≤ 6 % des Hb	↑ schlecht eingestellter Diabetes mellitus
INR	→ Thromboplastinzeit		

Messgröße/Laborwert Abkürzung und vollständige Bezeichnung	Erklärung/Funktion	Normbereich (ge-bräuchlichste Einheit) ♀ Frau; ♂ Mann	Bewertung (Beispiele) ↑ erhöht bei/durch ↓ erniedrigt bei/durch
Kalium = K	Elektrolyt	3,7–5,5 mmol/l	↑ Niereninsuffizienz, Blutabnahmefehler (Hämolyse, Blutprobe zu alt) ↓ Diuretika, Laxanzienmissbrauch, Diarrhö, Erbrechen
Kreatinin = Krea = Creatinin = Serumkreatinin	Produkt des Muskelstoff-wechsels, das die Niere aus-scheidet	0,6–1,05 mg/dl	↑ Niereninsuffizienz, hohe Muskelmasse ↓ physiol. Kinder, geringe Muskelmasse
LDH = Laktat-Dehydrogenase	Enzym des Energiestoff-wechsels	< 250 U/l	↑ Blutentnahmefehler (Hämolyse, Blut-probe alt), Zellzerfall (Krebstherapie)
Lipase	Fett spaltendes Pankreas-enzym	< 60 U/l	↑ Pankreatitis (pankreasspezifisch)
Magnesium	Elektrolyt	0,75–1,1 mmol/l	↓ Diarrhö, Diuretika
MDRD	errechnete → GFR = Nieren-funktionswert	60–140 ml/min (altersabhängig)	↓ Niereninsuffizienz; nimmt im Alter physiologisch ab
Natrium	Elektrolyt	135–145 mmol/l	↑ NaCl-Infusionen ↓ Diarrhö, Erbrechen
Prothrombinzeit	→ Thromboplastinzeit		
PTT = PTZ = partielle Thromboplastinzeit (-time) = aPTT (aktivierte PPT)	Gerinnungstest	25–41 sec	↑ Hämophilie u.a. ↓ Citratröhrchen zuerst oder nicht ganz gefüllt
Quick-Wert	→ Thromboplastinzeit		
Retikulozyten	unreife Erys mit netzartigem ER-Rest	5–20 ‰ (1 ‰ = 1 pro 1000 Erys)	↑ erfolgreiche Anämiebehandlung ↓ Blutbildungsstörung

Messgröße/Laborwert Abkürzung und vollständige Bezeichnung	Erklärung/Funktion	Normbereich (gebräuchlichste Einheit) ♀ Frau; ♂ Mann	Bewertung (Beispiele) ↑ erhöht bei/durch ↓ erniedrigt bei/durch
Thromboplastinzeit alte Methode: **Quick-Wert** = Quick (nach A. Quick)	veralteter, weil laborabhängig veränderlicher Wert; besser: ▶ INR	70–125 % unter Marcumar®-Therapie 30–33 %	↑ Citratröhrchen zuerst gefüllt ↓ Marcumar®-Therapie, Leberzirrhose, Citratröhrchen nicht voll
Thromboplastinzeit aktuelle Methode: **INR** (International Normalized Ratio)	standardisierter Gerinnungstest	um 1; unter Marcumar®-Therapie 2–3 (ggf. 4)	↑ Marcumar®-Therapie, Leberzirrhose, Citratröhrchen nicht voll ↓ Citratröhrchen zuerst gefüllt
Triglyzeride = Triglyceride	Fette aus Nahrung und Körperfett	<150 mg/dl = <1,7 mmol/l	↑ zuckerreiche Überernährung, Adipositas, Fettstoffwechselstörungen
Troponin-I	Bestandteile der Herzmuskelzellen	< 0,01 µg/l	↑ Herzinfarkt, Myokarditis
Troponin-T		< 0,04 µg/l	
TSH = **T**hyr(e)oidea **s**timulierendes **H**ormon	Hormon der Hirnanhangdrüse, das die Schilddrüse zur Hormonbildung anregt	0,3–3,5 mU/l	↑ Hypothyreose ↓ Hyperthyreose
Hinweis: Bei Schilddrüsenfehlfunktion reagiert das TSH umgekehrt wie die Schilddrüsenhormone fT₃ und fT₄: Bei Schilddrüsenüberfunktion liegt das TSH unter der Norm, bei Unterfunktion über der Norm.			
Vitamin B₁₂ = Cobalamin	Vitamin für Blutbildung und Nervenfunktionen	211–900 ng/l	↓ vegane Ernährung, Magen- und Darmkrankheiten
Zink (Zn)	Spurenelement für Immunabwehr, Haarwuchs, Haut	11–17 µmol/l 70–110 µg/dl	↓ vegane, vegetarische Ernährung, Diarrhö

Bildquellenverzeichnis

Fotos:
arteria-photography, Kassel: S. 21/2, S. 32/1–2, S. 48/1–2, S. 52/1–2, S. 58/3, S. 80/3, S. 99/2–3, S. 101/1, S. 115/3
Carl Zeiss Jena GmbH: S. 91
Cornelsen Verlagsarchiv: S. 10/1, S. 12/2, S. 20, S. 23/2, S. 43/1, S. 57, S. 61/3, S. 78/3, S. 88/2–3, S. 106, S. 109, S. 129, S. 141, S. 142/1, S. 145/1
Eppendorf-Netheler-Hinz GmbH, Hamburg: S. 146/1
Fisher, D., Osnabrück: S. 39/1
Fotofinder/Okapia: S. 11, S. 61/2
Fresenius Kabi Deutschland GmbH, Bad Homburg: S. 107/1
Gabel, Prof. Dr., Universität Regensburg: S. 87/1–3
Groger, Dr. Uta, Bielefeld: S. 27/1
Hoechst (CV): S. 118/1
Johnsen, Dr. O.A., Beckman Coulter GmbH, Krefeld: S. 100/1
Krüper, W., Steinhagen: S. 31/2, S. 75/1–3, S. 83/1
Lohmann & Rauscher: S. 80/1
Mediakom, Thomas Horschler GmbH, Unna: S. 132
Medical-pictures, Köln: S. 17/2
Nilson, L., Stockholm: S. 42, S. 50/1
Nollmann, S.: S. 4

Nordmark Arzneimittel GmbH: S. 37
Novartis: S. 73/3
Novartis-Behring: S. 105
Paul Hartmann AG, Heidenheim: S. 33, S. 96/1, S. 142/2
Pfeiff, Dr. B., Lüdenscheid: S. 125
Picture-alliance/dpa (Okapia/Uselmann): S. 59
Pohl, H., Berlin: S. 100/2–4
ProfilFotografie Marek Lange, Berlin: S. 19/1–4, S. 74, S. 137/2
Robert-Koch-Institut, Berlin (Wecke): S. 131/1–4
Roshe Diagnostics, Mannheim: S. 137/1
Schattauer Verlagsgesellschaft mbH, Stuttgart: S. 29/2, S. 69, S. 124/1
Schlütersche Verlagsgesellschaft, Hannover: S. 17/1
Thieme-Verlag, Stuttgart: S. 84/1–2, S. 96/2
Werdermann, Dr., Ochsenfurth: S. 87/4
Zovirax® (Glaxo Smith Kline Consumers Healthcare Deutschland, München) S. 63/1

Grafiken:
dpa-Grafik: S. 19/5,106/1
Faust, St., Berlin: S. 18/2, S. 38/2, S. 54, S. 55, S. 62/1
Heinisch, Berlin: S. 72/1–4, 88/1, S. 115/2
Henschel, H., Klein Fredenwalde: S. 44/2

Krausen, S., Düsseldorf: S. 47/2–4, S. 64/1–2, S. 79, S. 104/2, S. 115/1, S. 123
Krischke, K., Marbach: S. 117/1, S. 121
Lieder, Ludwigsburg: S. 94
Mair, J., Herrsching: S. 10/2, S. 12/1, S. 14, S. 19/6, S. 21/1, S. 23/1, S. 24/1-2, S. 26, S. 27/2, S. 31/1, S. 35, S. 36, S. 38/1, S. 39/2, S. 40, S. 41/1, S. 44/1, S. 45/1–2, S. 46, S. 49, S. 50/2, S. 51/1–4, S. 52/3–7, S. 56, S. 58/1, S. 60/1–3, S. 62/2, S. 63/2, S. 65/1–2, S. 66, S. 67/1-2, S. 76/1–3, S. 78/2, S. 81/1–2, S. 83/2, S. 86, S. 88/4, S. 95, S. 97, S. 98/1–2, S. 102, S. 103, S. 104/1, S. 106/2, S. 108, S. 110, S. 117/2, S. 122/1, S. 124/2, S. 127, S. 128, S. 138, S. 139, S. 144, S. 146/2, S. 147, S. 148
Mall, K., Berlin: S. 90, S. 131/5–10
Welz, N., Berlin: S. 16, S. 18/1, S. 22, S. 31/3–4, S. 34, S. 41/2, S. 43/2–7, S. 58/2, S. 78/1, S. 80/2, S. 85/1–6, S. 93, S. 99/1, S. 107/2, S. 118/2, S. 119, S. 126

In einigen Fällen war es uns nicht möglich, die Rechteinhaber zu ermitteln. Selbstverständlich werden wir berechtigte Ansprüche im üblichen Rahmen vergüten.

Training für die Prüfung

Mit dem **Prüfungsprofi** bereiten
Sie sich optimal und selbstständig
auf die Zwischen- und Abschlussprüfung zur Medizinischen Fach-
angestellten vor.

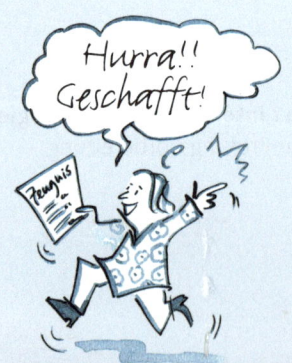

✓ Deckt alle Prüfungsbereiche ab

✓ Nach Lernfeldern geordnet

✓ Mit vielfältigen Aufgabentypen:
  • programmierte Aufgaben
  • Zuordnungsaufgaben
  • offene Fragen
  • Fallsituationen

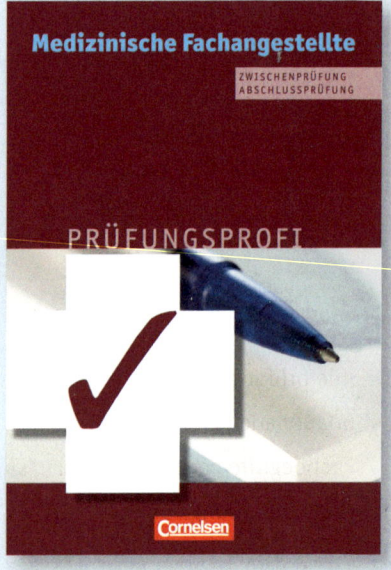

Prüfungsprofi
Zwischen- und Abschlussprüfung
Arbeitsbuch mit CD-ROM
272 Seiten
Best.-Nr. 4500129
ISBN 978-3-06-450012-9